凤凰医学
Phoenix MedPub

骨肌病例影像导读精选 100 例

主　　编：邹月芬　江苏省人民医院
副主编：汤群锋　无锡人民医院
　　　　冯　阳　江苏省人民医院
编　　者：徐　磊　江苏省人民医院
　　　　时　寅　江苏省人民医院
　　　　祁　良　江苏省人民医院
　　　　季立标　常熟第一人民医院
　　　　胡倩倩　南京市江宁医院
　　　　高　畅　江苏省中医院
　　　　周　晋　南京鼓楼医院
　　　　陈　静　南京鼓楼医院

U0260644

江苏凤凰科学技术出版社 · 南京

图书在版编目(CIP)数据

骨肌病例影像导读精选 100 例 / 邹月芬主编. — 南京 : 江苏凤凰科学技术出版社，2022.12
ISBN 978 - 7 - 5713 - 3334 - 8

Ⅰ. ①骨… Ⅱ. ①邹… Ⅲ. ①骨疾病—影像诊断 Ⅳ. ①R680.4

中国版本图书馆 CIP 数据核字(2022)第 233421 号

骨肌病例影像导读精选 100 例

主　　　　编	邹月芬	
策　　　　划	傅永红	
责 任 编 辑	李　鑫　　赵晶晶	
责 任 校 对	仲　敏	
责 任 监 制	刘文洋	

出 版 发 行	江苏凤凰科学技术出版社
出版社地址	南京市湖南路 1 号 A 楼，邮编：210009
出版社网址	http://www.pspress.cn
照　　　排	南京新洲印刷有限公司
印　　　刷	江苏凤凰数码印务有限公司

开　　　本	787 mm×1092 mm　1/16
印　　　张	14.25
字　　　数	300 000
版　　　次	2022 年 12 月第 1 版
印　　　次	2022 年 12 月第 1 次印刷

标 准 书 号	ISBN 978 - 7 - 5713 - 3334 - 8
定　　　价	68.00 元

前　言

　　骨肌系统病种繁多,影像表现千变万化,在一般的综合性医院中,有些骨病可能一年都碰不到几个,若表现不典型,则诊断会非常困难。由于其正确诊断又十分依赖影像学的表现,甚至病理学的诊断也必须结合影像学特点,因此,骨肌系统的影像学诊断是十分重要的。对放射科医师来说,由于骨病种类太多,发生率又不高,要全面掌握、积累经验、学会分析、正确诊断一直是个难点。近年来,随着社会经济的快速发展,人民大众对自身健康的关注越来越多,爱好运动、喜欢锻炼也带来了很多运动不健康、不科学导致的运动性损伤疾病,很多都是大家认识的或者还没意识到的疾病谱。如何利用影像学的手段,来发现和准确诊断疾病,需要不断认真学习。我们不仅要掌握既往各种病变的典型表现,也需要熟悉非典型病例的影像学特点,更需要了解和掌握很多新病种的诊断。

　　骨肌系统相关专业书籍非常繁多,有根据病种分类的,如骨肿瘤影像、运动医学影像等;有根据不同部位分类的,如肩关节、肘关节病变影像等;也有囊括全身各个部位、各种病种的参考类大型骨肌专业书籍,如骨关节影像学、实用骨科影像学等。但是,关于针对病例分析方面,有助于临床工作中快速查阅、比对以及精要性的关键点阐述类的书籍非常少见。这个需要大量、长期的临床经验积累,而不是单纯理论性的阐述能实现和完成的。

　　本书收集了多年来临床积累的100例具有代表性的骨肌病例。其中骨肿瘤和瘤样病变有31例:突出少见肿瘤及瘤样病变,或者常见肿瘤但发生于少见部位;常见但容易忽视或很难看到的肿瘤转归及并发症;特殊部位的特殊少见肿瘤以及少见肿瘤但有典型表现。选取运动损伤相关病例32例:突出现代病,其常常被忽视,是因为运动出现的新的疾病谱。如何选择合适的成像手段,如何来判断运动所致的各种损伤;一些运动损伤很容易与肿瘤相混淆,尤其是有肿瘤病史者,常常出现骨扫描高摄取,误诊为转移,因为过度诊断而导致过度治疗、误诊和错治;尤其是在大家不熟悉的运动相关损伤疾病病例中。创伤相关性病变7例:突出难诊断的创伤,如肩锁关节脱位,临床常常因为漏诊而出现医疗纠纷,如何判断脱位?软骨损伤需要引起重视,这关系到儿童将来的生长发育。有了磁共振的出现,可以发现、诊断该病,同时判断预后,是否会导致发育异常;同时给出引起发育异常的实例;新鲜骨折和陈旧骨折的鉴别,有时非常容易,但有时很困难,尤其是骨质疏松后的骨折,如何判断因为车祸、纠纷等导致的骨折是否与本次有关？以实例说明影像可以给出具体的解释和特点。代谢相关性病例 11 例；影像新技术出现，双能 CT 可以更早期地诊断痛风、非典型部位痛风、临床疼痛发作相关痛风等；常见部位的缺血坏死如何早期发现和诊断；少见部位的缺血坏死如何提示；难发现和诊断的缺血坏死如何处理；如何与肿瘤和肿瘤治疗后的缺血坏死相鉴别，都会对临床治疗和处理提供非常重要的信息和帮助。风湿免疫及感染慢性关节病例共 12 例：老病新提，原因是治疗有进展，影像有进展，可以早期发现和诊断；大家不熟悉的代谢性疾病，如米粒体滑囊炎如何发现和诊断，如何与类风湿前后相关；牧区特有病，但是在内地有发现，认识不足，诊断关键点在哪里。先天病变及其他病例共 11 例：非常少见的先天病变，但是又有临床疼痛的症状，疼痛专业的出现和发展，提出了很多新的询诊概念，不单单是发现先天病变与如何解释疼痛原因。为什么有的先天病变有症状，有的却没有；一些不认识的先天病变，误诊为其他疾病导致的严重后果。

　　本书每个病种的前面都有对该病的一个基本病史介绍，然后结合图片的影像学描述给出疾病的诊断，围绕该病给出疾病诊断的关键要点，以达到对该病的中心了解。同时给出几个相似疾病的鉴别诊断、各种影像学的图像资料，肿瘤给出病理图片和病理结果。在病种的选择上，既有传统疾病，也有随着时代的改变、影像新技术的出现后带来的更好的诊断技能从而借助影像得以诊断的疾病。选取的病例都有明确的影像诊断关键点、独特的影像分析视角。能帮助读者学习如何阅片、如何诊断。

　　相信该书在各个二级、三级综合性医院，以及中医、中西医专科医院、骨伤科专科医院均有一定的实用性。对工作在一线的医师，不仅仅是对年轻医师，对骨科专科医师等也都有诊断帮助。

邹月芬

目　录

第一章
骨与软组织肿瘤和瘤样病变

1. 骨　岛

■ **病史**

65岁，女性。因膝关节不适来院查膝关节 MR。于 2012—2018 年多次复查平片、CT 及 MR。

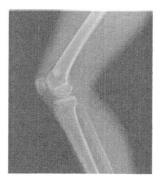 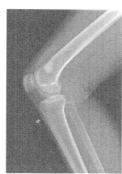 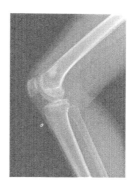

2013 - 01 - 10　　　2013 - 07 - 10　　　2014 - 12 - 24

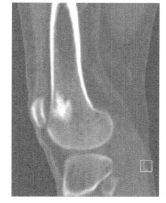 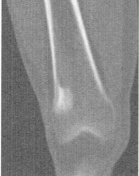 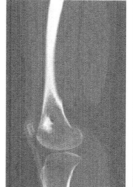 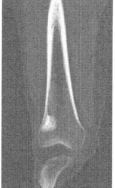

2013 - 01 - 10　　　　　　　2018 - 01 - 03

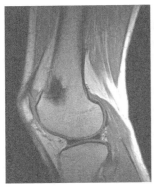 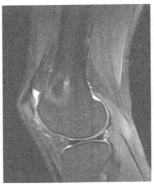 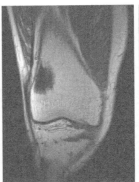 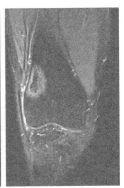

2012 - 12 - 26

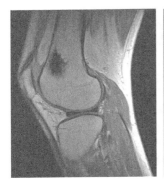 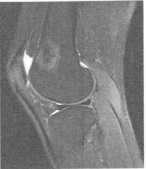 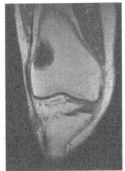 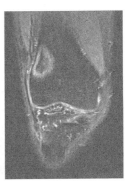

2016 - 01 - 29

■ 影像学表现

自 2013 年 1 月至 2014 年 12 月随访平片,股骨远端偏前部均匀致密影,呈骨性密度,边界欠光整,2 年复查无变化。2013—2018 年随访 2 次 CT 检查,显示股骨远端髓内高密度病变,密度呈骨性结构,较均匀,外周呈毛刷样改变,两侧检查病灶大小形态和密度无变化。2012—2016 年随访 2 次 MR 膝关节检查显示病灶基本没有变化,呈骨性低信号改变,周围少许长 T2 高信号改变。

■ 影像学诊断

股骨远端骨岛。

■ 诊断要点

1. 骨岛又称内生骨瘤,是局限性成熟密质骨(皮质),其中有松质骨(松质)。

2. 临床和影像学特点:常常无症状,因偶然发现。以骨盆、股骨及其他长骨多见。表现为均质高密度、硬化结节,位于松质骨内,典型表现为有放射状骨针("thorny radiation"),产生牙刷样边缘。MR 常呈低信号特点,似皮质骨。骨扫描常呈无摄取。部分报道有骨扫描浓聚。

■ 鉴别诊断

1. 成骨性转移:无症状、孤立骨硬化病灶;显示特征性羽毛状或者牙刷样外缘,无论大小或者骨扫描阳性→骨岛可能性最大。

2. 骨肉瘤:一个硬化病灶,患者有肿瘤史;如果有这个病变特征性表现且骨扫描正常→强烈支持骨岛。如果患者有症状,或者病灶骨扫描有放射学浓聚,需要小心观察,定期随访。

2. 骨巨细胞瘤术后复发

■ 病史

25岁,男性。左侧股骨远端骨巨细胞瘤术后多年复查。

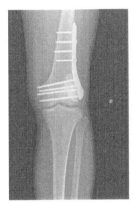
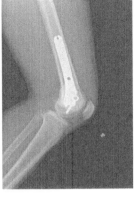
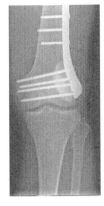
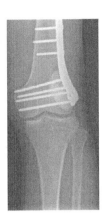

2014 - 05 - 09   2014 - 09 - 25   2015 - 02 - 09

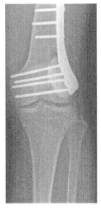

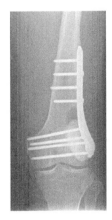
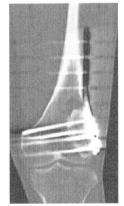

2015 - 07 - 18   2015 - 12 - 22   2015 - 12 - 23

■ 影像学表现

自2014年5月至2015年12月,共复查6次平片,2014年5月平片显示股骨远端肿瘤切除及骨水泥填入术后,局部钢板螺钉内固定。原术区骨质密度均质,呈植入骨高密度,未见明确骨破坏征象。而9月份开始术区逐渐出现低密度骨质破坏区,呈进行性增大特点。至2015年12月骨破坏病灶非常显著。未突破骨皮质,无骨膜反应。

■ 影像学诊断

骨巨细胞瘤术后局部复发。

■ 诊断要点

1. 骨巨细胞瘤属于交界性肿瘤,特点是容易局部复发。

2. 肿瘤位于骨端,呈膨胀性骨破坏,由于生长较迅速,周围往往没有硬化边,可以出现薄的骨嵴。

3. 该肿瘤术后容易复发,因此尤其需要关注局部骨质密度的改变。患者 2014 年 9 月至 2015 年 7 月间一直多次复查,诊断为术后改变,仅仅在最后一次复查平片时,骨破坏比较明显才观察到局部的异常。之前数次检查忽视了局部密度的异常改变,尤其早期复发时术区轻微的低密度骨质破坏区。

4. 影像学诊断报告书关于手术后的描述往往忽视了疾病的各种可能性,仅仅书写为单纯的术后改变。需要了解一些肿瘤的特殊性,比如中间型肿瘤的特点为局部好再次复发;肿瘤术后的其他并发症等。

■ 鉴别诊断

1. 动脉瘤性骨囊肿(ABC):膨胀性改变,可出现骨嵴。不同处病灶位于骨干骺端,非骨端。病灶内骨嵴粗细不等,分布部位不均。有多个液-液平面有助于该病诊断。

2. 软骨母细胞瘤:亦位于骨端,膨胀性骨改变。交界性肿瘤,容易出现局部复发。不同处在于内见软骨性钙化,周围硬化常较明显。病灶周围水肿非常明显。

3．软骨母细胞瘤

■ 病史

14 岁,男性。左膝痛数月。

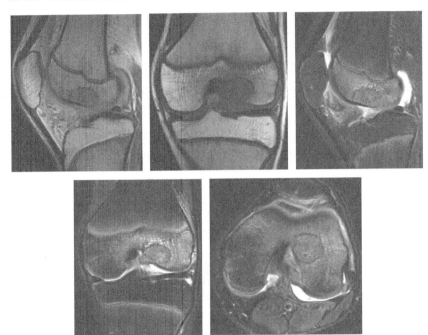

■ 影像学表现

左股骨远端骨骺区异常信号病灶,呈长 T1 长 T2 改变,内部散在点状低信号。病灶周边见低信号硬化边。病灶周围弥漫性长 T1 长 T2 水肿信号影。

■ 影像学诊断

左股骨远端软骨母细胞瘤。

■ 诊断要点

1．软骨母细胞瘤属于软骨源性肿瘤,有交界性特点。肿瘤呈膨胀性骨破坏,周围有硬化边。

2．肿瘤发生部位典型:骨骺或者骨突区,骨突区病变常常被忽视,类同于骨骺的解剖特点,比如股骨大小粗隆区骨破坏,解剖定位不准确,可能会误诊为其他肿瘤。

3. 肿瘤内有特征性软骨性钙化,呈点状或弧线状特点。本例病灶中点状低信号为软骨性钙化。发生率为 30%—50%。

4. 肿瘤周围水肿明显,包括骨髓及关节囊。软骨母细胞瘤的显著特点之一就是周围骨髓水肿往往非常明显,不是单纯的一个骨性破坏,这点是很多肿瘤不具备的表现,MR 检查可以提供这个非常有用的诊断信息。该肿瘤可合并 ABC,从而可见液-液平面。本例未见。

■ 鉴别诊断

1. 骨巨细胞瘤:好发于骨端,发生部位相似,但骨巨细胞瘤发生于成年人。而软骨母细胞瘤为未闭合前骨骺。骨巨细胞瘤无软骨性钙化,无瘤周水肿。

2. 骨结核:长骨结核亦好发于骨骺区,但同时累及骨骺和干骺端,可跨越骺板生长。病灶内部高密度影为泥沙样死骨,而非特征性软骨性钙化。无病灶周围骨髓水肿。

4.骨样骨瘤

■ 病史

27岁,女性。1年前无明显诱因下出现右侧髋关节疼痛,活动时疼痛明显,休息后缓解,夜间疼痛加重,伴右髋关节外展外旋受限。

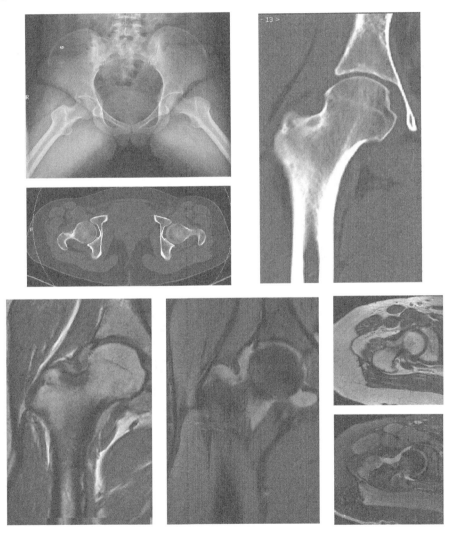

■ 影像学表现

骨盆蛙式位平片显示右侧股骨颈外侧局部皮质骨密度增高,增生硬化改变。CT显示右侧股骨颈外侧皮质内圆形小的骨缺损,中央见高密度骨样组织。外周增生硬化明显。MR

显示骨缺损区 T1 和 T2 均呈低信号改变。病灶周围骨髓水肿明显,同时见明显的右髋关节滑膜炎改变。

■ 影像学诊断

右侧股骨颈骨样骨瘤。

■ 诊断要点

1. 骨样骨瘤好发于长管状骨皮质内,特点是有小的骨质破坏,直径一般不超过 1.5 cm,周围明显增生硬化。CT 显示骨破坏(瘤巢)更清晰。有时中央可见成骨性钙化,称为"巢中生蛋"。病灶周围有非常明显的增生硬化特点。

2. MR 显示骨样骨瘤瘤巢 T1 低信号强度,T2 信号强度多变,根据巢内矿物质化程度而异。非常有特征性的改变是瘤周邻近骨髓,软组织水肿和关节积液常见,增强扫描后,瘤巢明显强化。

3. 关节内骨样骨瘤:皮质内小的骨质破坏区瘤巢,周围轻微或者没有反应性皮质增厚,原因是缺乏形成层-骨膜内层。同时合并明显的滑膜炎和骨髓水肿特点。临床表现迷惑,关节触痛和积液可能是主要改变,该病往往表现出关节的异常,比如滑膜炎特点。这些都会导致诊断混淆。

■ 鉴别诊断

1. 关节滑膜炎:肿瘤位于关节内时非常容易与关节滑膜炎混淆,都有明显的滑膜增生和关节积液。关键是需要观察和发现骨的异常,往往骨髓水肿同时非常严重,找到皮质内瘤巢病变是诊断该病的关键。

2. 股骨颈滑膜疝:位于股骨头颈交界处外前部,骨质破坏区边界清晰,有薄层硬化边。两者形态非常相似,但缺乏大范围增生硬化,缺少骨髓水肿和可能的滑膜炎症。

3. 由于该肿瘤非常特殊的一点是骨髓水肿明显,容易误诊为恶性骨肿瘤,如骨肉瘤。所以 CT 和 MR 相结合的诊断非常重要,小病灶,大水肿。明显的骨膜反应但无软组织肿块、无瘤骨是鉴别诊断的要点。

5．外耳道骨瘤

■ 病史

41 岁,男性。无任何不适症状。

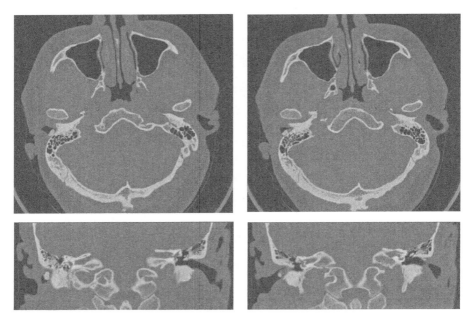

■ 影像学表现

乳突 CT 横断位和冠状位骨窗图片显示右侧外耳道骨性高密度影,周围呈致密皮质骨密度影,中央稍低密度改变,病灶境界清晰,光滑。

■ 影像学诊断

右侧外耳道骨瘤。

■ 诊断要点

1. 骨瘤是最常见的颅骨良性肿瘤,好发于颅骨外板和副鼻窦腔。含有成熟层状骨而无软组织成分,分为致密骨型(多见)和松质骨型。

2. 源自颅板或鼻窦的山丘状、圆形或分叶状骨性突起,边缘清晰。典型起自颅骨外板,偶见颅骨内板,易误诊为钙化的脑膜瘤,但 MR 在 T1WI 及 T2WI 均呈低信号,且无强化、无软组织肿块。

3. 少见部位:外耳道,常常会漏诊。外耳道骨瘤的特点是以致密型多见,呈圆形,边界清晰的骨性高密度影。少见或者罕见部位病变,遇到过一次就会印象深刻。影像特点为致密型改变,与发生在副鼻窦或者颅板的骨瘤很相似。

■ 鉴别诊断

外耳道占位或者耵聍:发生部位类似,但外耳道肿瘤表现为软组织样密度,有强化特点。而耵聍则是不规则密度,可能含有脂质,临床有听力下降的特点。

6. 软骨肉瘤

■ 病史

33岁,男性。左大腿外伤后疼痛,活动受限。

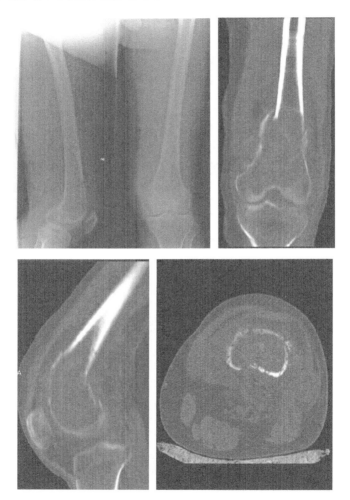

■ 影像学表现

左侧股骨远端正侧位平片显示股骨远端骨质密度降低,边界欠清晰。CT轴位及冠状位、矢状位重建显示股骨远端骨破坏,呈轻度膨胀性改变,局部骨皮质部分筛孔样缺失,股骨远端骨质中断。骨破坏区内见少许条状、点状高密度影。周围软组织肿胀。

■ 影像学诊断

左侧股骨远端软骨肉瘤伴病理性骨折。

■ 诊断要点

1. 软骨肉瘤：发病率占骨组织肉瘤的 50%，以成年人和老年人多见。部位以长管状骨多见（股骨最常见），干骺端向骺延伸。其次是骨盆（25%）和肋骨（8%）。原发占 75% 左右，继发见于多发内生软骨瘤（Ollier's disease，Maffucci's sydrome）、多发外生骨疣（multiple osteochondromatosis）基础上的恶变。

2. 分型：根据部位分为中心型、外周型和皮质旁型。根据起源分为原发性和继发性。根据细胞分化分为低级别、中级别和高级别。根据组织学分为软骨肉瘤Ⅰ级、软骨肉瘤Ⅱ级和软骨肉瘤Ⅲ级、骨膜软骨肉瘤、透明细胞型、间充质型和去分化型。

3. 影像学表现：平片/CT 显示肿瘤性软骨钙化，表现为结构良好的钙化环或者不定形，针状，散在分布。肿瘤在管状骨延伸，轻微膨胀，多分叶溶骨性病灶，骨膜新骨形成，内膜骨侵蚀，散在斑点状不规则钙化。MR 显示肿瘤组织 T2WI 均质或不均质高信号，低信号灶代表软骨性钙化。增强扫描后呈环形和弓形间隔强化。

■ 鉴别诊断

长管状骨软骨肉瘤，尤其是低级别高分化软骨肉瘤需要与内生软骨瘤相鉴别，两者在病理上有时都很难诊断。影像学诊断和鉴别诊断也比较难。因为高分化软骨肉瘤不具备恶性肿瘤的骨皮质破坏、软组织肿块形成的特点。与内生软骨瘤很相似，表现为髓内软组织肿块，有软骨性钙化。而骨皮质完整，甚至无筛孔样骨皮质破坏的特点，更没有软组织肿块形成。此时，肿瘤大小是鉴别诊断很重要的一点，高级别软骨肉瘤通常较大，长径超过 5 cm。另外，如软骨性钙化，在良性肿瘤边界清晰，恶性或者高分化肉瘤则表现为模糊；增强扫描恶性有强化，良性基本没有强化。

7. 纤维性骨皮质缺损及转归

■ 病史

11岁,男性。临床无不适症状。

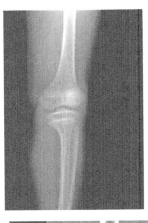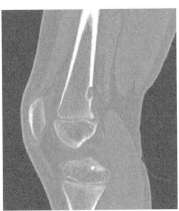

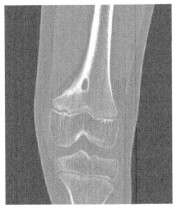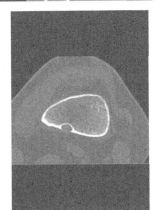

■ 影像学表现

右膝正位平片显示股骨远侧干骺端髓内小的骨性破坏,周围有硬化边。CT轴位及重建图片显示病灶位于股骨远端外后方骨皮质内,非髓内病变。病灶较小,周围有明显的高密度增生硬化边。无骨膜反应。

■ 影像学诊断

右股骨远端纤维性骨皮质缺损。

■ 诊断要点

1. 归属于先天发育异常,组织学与非骨化性纤维瘤类似。好发于儿童。好发部位是长管状骨(胫骨＞股骨)。好发于骨干,靠近骺板,呈偏心性生长。

2. 影像学表现:平片显示病灶小,局限,表浅,皮质内有浅的透亮区,周围骨质正常或硬化,无明显骨膜反应。MR 显示 T1 和压脂 T2 低至中等度信号,T2WI 信号升高;T2 延长取决于细胞构成(纤维基质,泡沫细胞,胆固醇结晶,基质 RBC)。

3. 有意思的是该病的转归,转归一:病灶增大,向骨干迁移——非骨化性纤维瘤;转归二:病灶缩小,形成硬化边,最后消失;转归三:病灶完全硬化,密度均匀增高,但大小无变化。这三种情况在临床上均可见,长期的随访可以证实。

■ 鉴别诊断

非骨化性纤维瘤:该病可以是皮质缺损的一种转归方式,区别在于纤维性皮质缺损病灶小,直径小于 3 cm,纵行生长为主;而非骨化性纤维瘤横行生长,直径超过 3 cm,横行向髓内延伸。另外皮质缺损无临床症状,而非骨化性纤维瘤可有临床不适或者隐痛症状。最后,皮质缺损儿童多见,而非骨化性纤维瘤青少年多见,发生年龄相对较大。这也说明了两种疾病的起源和转归的相关性。

8．分支状脂肪瘤

■ 病史

61岁,女性。右膝关节肿胀不适数月。

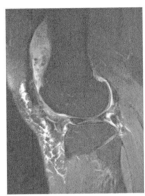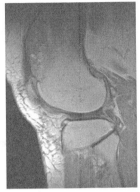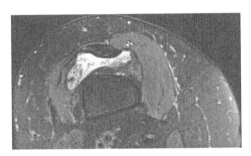

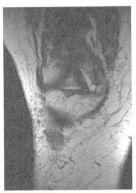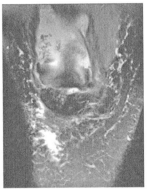

■ 影像学表现

右膝关节滑膜增生,同时关节滑膜内见结节,点状散在分布脂肪信号影,右膝关节腔明显积液。

■ 影像学诊断

右膝关节分支状脂肪瘤(lipoma arborescence)。

■ 诊断要点

1. 分支状脂肪瘤是罕见的关节内病变。是由于滑膜下组织被成熟脂肪取代,形成绒毛

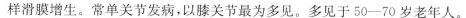

样滑膜增生。常单关节发病,以膝关节最为多见。多见于 50—70 岁老年人。

2. 临床特点:常常无痛,缓慢进展,肿胀。病因不明,常特发性,常合并 RA 或 OA。

3. 影像学特点:平片显示关节饱满,常有骨性关节炎改变,只有当关节腔内出现脂肪样透亮区时应怀疑该病。US 显示病灶呈强回声,有叶状肿块。MR 有特征性表现,叶状或者绒毛状突起,含有特征性脂肪信号,伴有关节积液。

▇ 鉴别诊断

1. 关节滑膜炎:特发性或者炎症性关节滑膜炎,单纯表现为关节滑膜增生,关节积液。无叶状或者绒毛状脂肪突起。

2. 关节占位性病变:如 PVNS、滑膜软骨瘤病等,有明显的关节内肿块或者结节病灶,同时病灶信号也不同的特征,可以帮助鉴别该病。

9．蛰伏瘤

■ 病史

48 岁,男性。偶然发现左臀部包块。

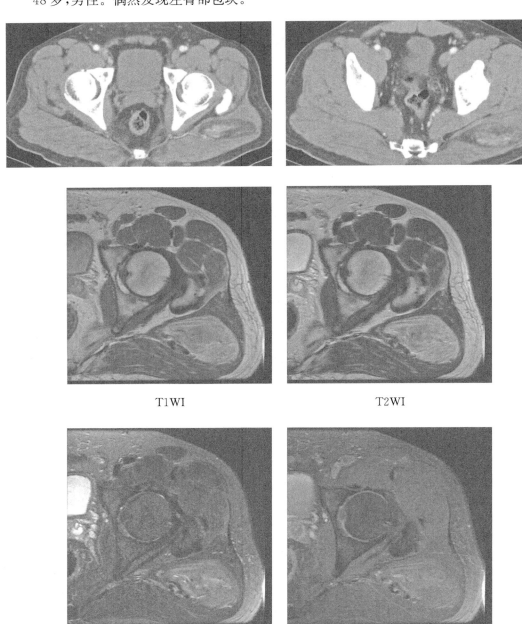

T1WI　　　　　　　　　　　T2WI

T2WI FS　　　　　　　　　Gd - T1WI FS

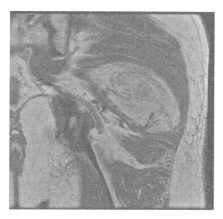

T1WI

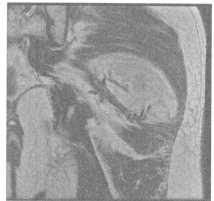

T2WI

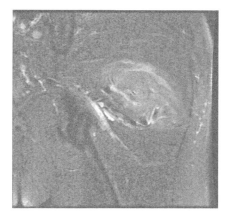

T2WI FS

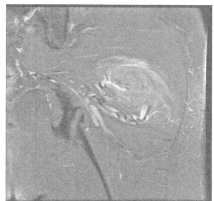

Gd－T1WI FS

■ 影像学表现

骨盆 CT 检查示左侧臀部软组织占位性病灶,位于臀中肌内。内部密度不均质,可见脂肪密度影。病灶境界清晰。MR 检查显示病灶内部信号不均质,有成熟脂肪信号影和中等度信号肿瘤组织影,增强扫描后稍有强化改变。

■ 影像学诊断

左臀部蛰伏脂瘤。

■ 病理诊断

蛰伏脂瘤。

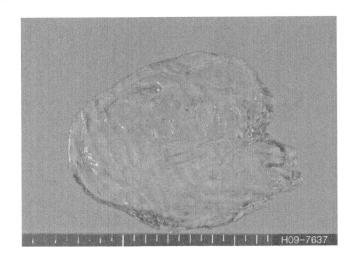

■ 诊断要点

1. 蛰伏脂瘤为缓慢生长的无痛肿块。发病年龄以 30—40 岁常见(2—72 岁)。男性多于女性。

2. 好发部位:大腿(30%)＞肩＞后背＞颈部。肿瘤切除后无复发、无恶变。肌间生长更多见。

3. 病理表现:边界清楚肿块,有包膜,分叶。肿瘤直径为 1—24 cm(平均为 9.3 cm)。镜下见多空泡脂肪细胞(蛰伏瘤细胞)。显微镜显示棕色脂肪内富含血供动静脉分流。

4. 影像学表现:CT 显示边界清楚病变,密度介于脂肪和肌肉之间(取决于肿瘤内脂肪成分含量),可多样化,不均质强化。MR 显示病灶增强有强化。典型蛰伏脂瘤类似成熟脂肪,但压脂序列信号增高,原因是分隔小叶状生长,同时有分支状血管。典型发生部位和特征性信号特点,富含成熟脂肪和其他间质成分,有助于该病的诊断。

■ 鉴别诊断

软组织其他含脂质肿瘤:良性脂肪瘤表现为均质成熟脂肪信号,无强化。高分化脂肪肉瘤,内含成熟脂肪。但其他肿瘤组织呈长 T2 特点,且增强扫描强化明显。

10．弹力纤维瘤

■ 病史

62岁,女性。偶然发现左背部包块一周。

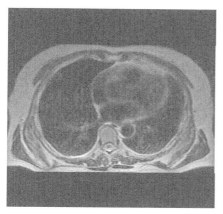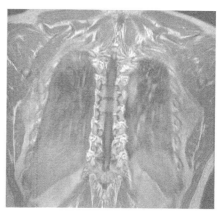

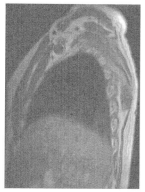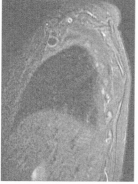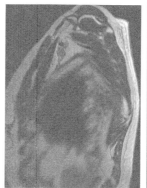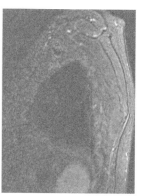

右侧 左侧

■ 影像学表现

两侧后胸壁肩胛骨下方软组织内占位性病变。内部信号不均匀,见条纹状成熟脂肪信号,压脂序列显示信号明显衰减,同时见信号影混杂。两侧呈对称性分布特点,两侧前锯肌推压变扁,后胸壁骨质未见异常。

■ 影像学诊断

两侧后背前锯肌下弹力纤维瘤(elastofibroma)。

■ 诊断要点

1. 弹力纤维瘤是少见的良性软组织肿瘤,约 60％为双侧发病。好发于背部肩胛下角区深部软组织内,在背阔肌、前锯肌的深层与胸壁紧密相连。偶尔发生于坐骨结节、股骨粗隆、足等部位。

2. 多见于中老年女性,与体力劳动,反复机械性摩擦,结缔组织及血管受损,纤维组织代偿性增生关系密切。大多无特殊临床表现,罕见疼痛及活动受限。生长缓慢,表现为无痛性皮下深部肿块。

3. 影像学特点:常位于肩胛下角区内侧,覆盖 6—8 肋区域胸壁。呈扁丘状软组织密度/信号肿块,呈宽基底与胸壁相连,周围骨质无破坏,周围肌肉呈弧形受压外移。肿块内部可见条纹状分布的脂肪密度影,等密度/信号的粗大弹性纤维穿行其中,纤维组织呈等 T1 等 T2 信号。增强后常无强化或轻度强化。

■ 鉴别诊断

特定发生部位:肩胛骨前方,背阔肌、前锯肌的深部,不侵犯肩胛骨。特征性信号特点:条纹状成熟脂肪信号,掌握这两点诊断不难。最容易出现的临床问题是出现漏诊,因为结构较深,常常不容易观察,或者发现两侧对称,就误认为是正常结构。

11. 软骨黏液样纤维瘤

■ 病史

　　27岁,女性。7年前无明显诱因发现左踝肿物,大小约3 cm×3 cm,无外伤史,不影响行走,未予重视。2年前自觉左踝肿物逐渐增大,行走时伴轻微不适,偶有疼痛,下雨时明显。

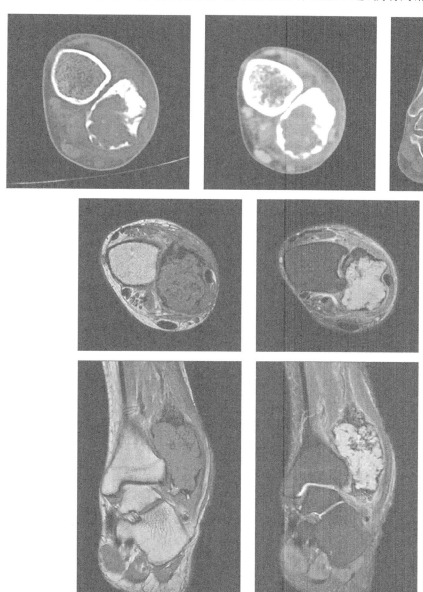

■ **影像学表现**

  CT 扫描见左侧腓骨远端膨胀性骨破坏,外周增生硬化,部分骨皮质筛孔样特点。病灶内部未见明确软骨性钙化。周围软组织未见异常。MR 显示腓骨远端病灶呈外周花边样改变,T2WI 呈明显高信号特点。T1WI 显示部分骨皮质不连续。

■ **影像学诊断**

  左侧腓骨远端软骨黏液性纤维瘤。

■ **病理诊断**

  (左腓骨下端)软骨黏液样纤维瘤,大小为 6.5 cm×3.5 cm×2 cm,皮肤切缘、骨切缘未见肿瘤累及。免疫组化结果:Vimentin(++),S-100(−),CK-pan(−),EMA(−),SMA(−),CD34(−),CD163(−),ki-67(2%+)。

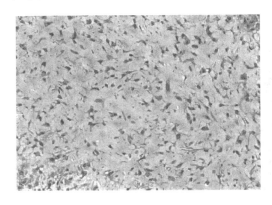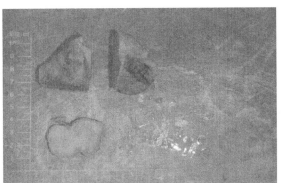

■ **诊断要点**

  1. 软骨黏液样纤维瘤是一种少见的、起源于成软骨性结缔组织的交界性肿瘤,约占所有原发性骨肿瘤的 1.3%,可恶变为软骨肉瘤。

  2. 11—30 岁为高发年龄组,占 71%,30—40 岁其次,占 15%。好发于长骨干骺端或骨端,80% 见于胫骨上端,其次为股骨、腓骨、跖骨、盆骨、跗骨等。本病起病缓慢,症状较轻,病程较长,本组病例中最长者达 26 年。一般全身症状不明显,局部可膨胀变形,可有轻度压痛,病变浅表者及范围大者可触及软组织肿块。

  3. 影像表现:平片/CT 显示病灶多呈偏心性生长,其长轴与骨长轴一致,不侵及骨骺。圆形或椭圆形骨破坏,常表现为多囊状透亮区,病变内可有粗细不等的骨嵴样间隔,亦有单囊者。病变内缘具有较厚的骨质硬化,外缘多呈扇形,病变外缘的骨皮质膨胀变薄,甚至破坏、中断、消失。可有钙化,表现为沙粒状细小钙化。可见不同程度的骨膜增生。MR 显示病灶 T1WI 呈低或中等信号,在 T2WI 信号不均或混杂。内部的软骨、黏液及陈旧性出血为

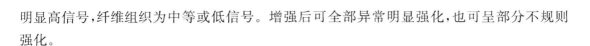

明显高信号,纤维组织为中等或低信号。增强后可全部异常明显强化,也可呈部分不规则强化。

鉴别诊断

　　其他软骨性肿瘤,包括软骨瘤、软骨肉瘤、软骨母细胞瘤等,这些肿瘤软骨性钙化常见。而软骨黏液样纤维瘤肿瘤罕见,且属于交界性肿瘤。发病率远远低于其他软骨性肿瘤。具有软骨性肿瘤的共同特点,扇贝样边缘,软骨样信号特征。

12. 骨旁骨肉瘤

■ 病史

　　51岁,女性。30余天前无明显诱因出现右侧大腿远端疼痛,休息后未见明显好转,体检右侧大腿远端后侧可触及一大小约3 cm×4 cm包块,深压痛,质偏软,活动性尚可,局部皮温不高,右下肢感觉及末梢循环可,右足背动脉搏动可及。

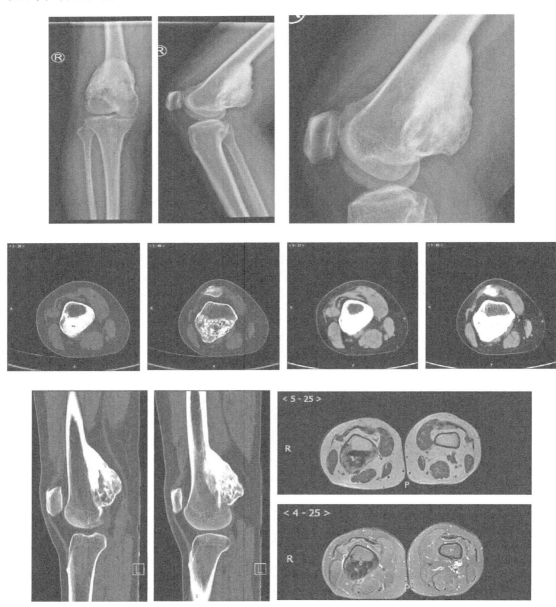

■ 影像学表现

右膝平片正位及侧位片、局部放大摄片显示右股骨远端后方骨性突起，外周边界清晰，与后部骨皮质关系密切。CT 扫描显示病灶呈不均匀骨性密度改变，轮廓清晰。与软组织边界清晰，与后部骨皮质紧密相连，部分与后部髓腔分界不清。MR 显示骨性病灶累及部分骨髓改变。

■ 影像学诊断

右股骨远端骨旁骨肉瘤。

■ 病理诊断

肿瘤组织表现为分化极为良好的板层样骨组织，骨小梁腔内见脂肪组织，广泛取材骨小梁间未见明显增生的梭形细胞成分；结合影像学及肿瘤大体特征，考虑为高分化皮质旁骨肉瘤伴显著成熟化改变（此例单纯组织形态学与骨旁骨瘤难以区分），肿瘤大小为 5.5 cm× 3 cm×2.8 cm；切缘未见肿瘤组织残留。

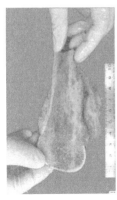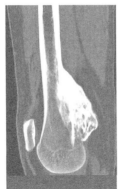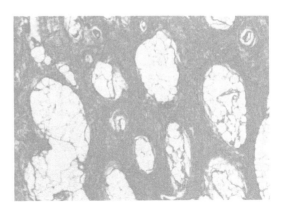

■ 诊断要点

1. 皮质旁骨肉瘤又称骨旁骨肉瘤，是表面骨肉瘤的三个亚型之一，另外两个亚型是高级别骨表面骨肉瘤和骨膜骨肉瘤。皮质旁骨肉瘤是其中最常见的一种，约占所有骨肉瘤发病的 5%。发病主要年龄段为 20—40 岁，女性多于男性。

2. 通常发生于长骨，最常见于股骨远段后方（62%），其次是胫骨远段及肱骨近端。5 年生存率比普通型骨肉瘤高，为 86%—91%。

3. 肿瘤起自于骨膜外层纤维层，肿瘤含有广泛的骨基质及少量成纤维细胞异形，属于低度恶性肿瘤。影像上，主要表现为邻近骨骼处中央骨化的分叶状外生肿块，基底部与骨皮质相连，呈"菜花样"表现。由于肿瘤膨胀生长与骨皮质的融合，通常表现为骨皮质的增厚且不伴骨膜反应，"线征（string sign）"分隔肿瘤与骨皮质，发生率约为 30%。

4. 影像学表现:股骨远端后方近皮质分叶状肿块,中心大量骨化,可伴有非骨化区。见"线征"。可有髓腔内侵犯。骨皮质增厚,无明显骨膜反应。CT 高密度,MR 低信号,因骨化部分所致。存在大于 $1~cm^3$ 非骨化病灶或 MR 上病灶大部分呈现长 T2 区域时,提示高级别骨旁骨肉瘤。MR 检查有助于评估骨旁骨肉瘤的预后和恶性程度,如果肿瘤侵犯骨髓,提示预后不佳。

■ 鉴别诊断

其他骨表面骨肉瘤:包括骨膜骨肉瘤和高级别骨表面骨肉瘤,这两种骨肉瘤预后不如骨旁骨肉瘤。骨膜骨肉瘤有软组织肿块和骨膜反应。高级别骨盆骨肉瘤累及所有骨皮质,更容易侵犯骨髓。这两种肿瘤都无特征性的发生部位及特征性的"线征"。

13．关节下方软骨下囊肿

■ 病史

66岁,男性。4个月前开始出现左髋部疼痛,伴左髋活动受限,活动疼痛加重,休息时稍缓解。于当地医院就诊,查骨盆正位平片示:左侧股骨头缺血性坏死,建议手术治疗,患者拒绝。现为求进一步诊治,于我院门诊就诊,查骨盆平片示:双髋关节退变。左股骨头内斑片状低密度影。

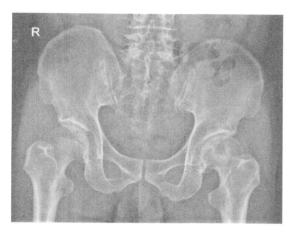

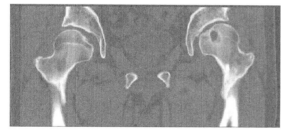
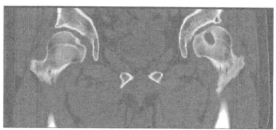

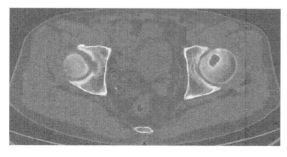
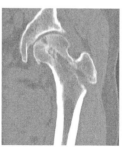

■ 影像学表现

骨盆平片显示左侧股骨头内囊性低密度影,周围有硬化边。CT显示病灶更清晰明确。

位于左侧股骨头,髋关节骨性关节面下方。病灶呈均匀低密度,周围硬化较明显。内部未见明确矿物质化。术后 CT 显示病灶周围髓内钉影。

■ 影像学诊断

关节下方软骨下囊肿(geode)。

■ 诊断要点

1. 对放射医师而言,关节面下透亮区的诊断比较复杂,被称为滑膜囊肿、软骨下囊肿、关节面下假囊肿、坏死性假囊肿等。常合并关节的各种异常改变。

2. 对病理医师而言,囊肿是指上皮覆盖的空腔病变。软骨下囊肿或者关节下囊肿没有上皮覆盖,也不是均一的空洞,因此该术语使用不当。在欧洲,术语 geode 是指所有软骨下病变。这个词在地质学上,是指小的岩石内含气体的空洞,因此更适合。

3. 髋关节骨性关节炎时,基本均可见关节下方软骨下囊肿。有两种基本的发病机制:一种是滑膜/液体渗入。Freund 在 1940 年首先提出,关节内增加的压力导致关节内液体通过关节表面裂隙(骨小梁吸收)所致。Landells 等支持滑膜液体通过关节面进入骨骼。另外一种是骨损伤:Rhany 和 Lamb 认为是相对关节面暴力撞击导致的局灶性骨坏死。当坏死骨小梁去除时,关节液体入侵导致关节下方软骨下囊肿形成。

4. 病理发现软骨下骨可单发或者多发病变。一些病变非空腔,而是含有黏液和脂肪组织,合并部分纤维成分。一些病变不含有脂肪组织;一些空腔病变被纤维组织包绕,无明确的内膜或者滑膜组织,周边有硬化;一些空腔病变包含蛋白性成分,可能是滑膜液体的成分。另外,存在两种类型的软骨:关节下方软骨下囊肿中心小片段的关节软骨和关节下方软骨下囊肿壁的局灶性化生软骨。

5. 类风湿关节炎时关节下方软骨下囊肿常见。认为是炎症关节腔滑膜血管翳形成后,延伸至关节软骨面,最终破坏软骨和骨。也发现部分病变与关节腔不相通。病理发现关节下方软骨下囊肿总体表现多发,大小不一,从 1 mm 至 35 mm 不等。常与关节腔相通,但罕见硬化边。

6. 其他病变如股骨头骨坏死时,关节下方软骨下囊肿位于坏死区,股骨头承受压力的部位,常有局部关节间隙正常,软骨下透亮线及局部骨的塌陷。这与坏死骨小梁破骨吸收剂纤维替代骨有关。CPPD 时,关节下方软骨下囊肿常多发,巨大,分布广,类似骨性关节炎,有硬化边,与关节腔相通,邻近关节间隙消失,骨赘形成。但因多发常导致软骨下骨板破坏和塌陷。

■ 鉴别诊断

其他原因导致的关节下方囊性病变:如软骨母细胞瘤,发生于骨骺,关节面下方,该肿瘤表现为关节面下方膨胀性骨破坏,骨密度减低,是真正的肿瘤组织。骨破坏病灶内见软骨性钙化,病灶周围大范围骨髓水肿,是该病的特点。

14. 结节性筋膜炎

■ 病史

54 岁,女性。右上臂疼痛数月。

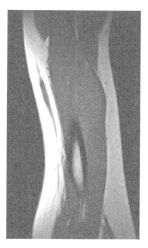 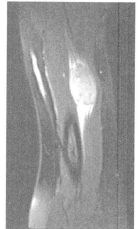 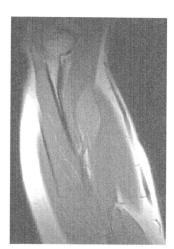

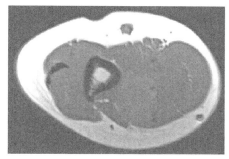 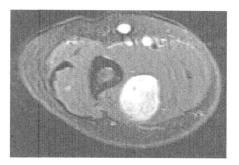

■ 影像学表现

右上臂 MR 平扫检查见上臂肌腱软组织肿块影,呈梭形,病灶呈长 T1 长 T2 改变,信号较均匀,远端和近端见筋膜尾征。周围软组织未见水肿。

■ 影像学诊断

右上臂结节性筋膜炎。

■ 病理诊断

(右上臂)结节性筋膜炎,肌内型。

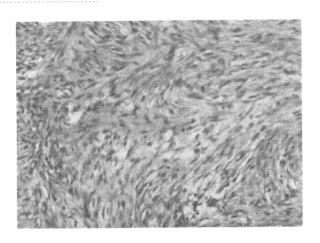

■ **诊断要点**

1. 结节性筋膜炎纤维母细胞及肌纤维母细胞的良性增生。组织学上最常与肉瘤相混淆。病理机制:创伤后反应性改变,染色体异常。自限性特点。20—40 岁最常见,典型表现为快速生长的肿块。上肢占 46%,尤其是前臂掌侧;躯干占 20%,头颈部占 18%,下肢占 16%。直径很少超过 2 cm(70%)。

2. 各种亚型中皮下型,最常见;其他有肌间或筋膜型;肌间型,病灶更大,位置深,边界相对没有那么清晰。影像与恶性肿瘤相似。组织分类分为黏液性、细胞性和纤维性。病灶阶段与组织亚型关系,早期病变包含更多细胞和黏液成分。成熟病灶则包含更多纤维成分。

3. MR 特点:肿瘤富含细胞病灶,T1WI 与肌肉相似的等信号,T2WI 与脂肪相似的高信号。如富含胶原病灶,所有 MR 序列呈低信号。增强:弥漫性或者外周强化。

■ **鉴别诊断**

注意与腹外韧带样瘤、神经纤维瘤、纤维组织细胞瘤、软组织肉瘤等鉴别。肌间病变需要与骨化性肌炎早期相鉴别。

15. 骨外骨肉瘤

■ 病史

37 岁,男性。发现右大腿软组织肿块数月。

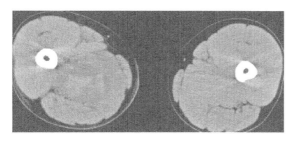
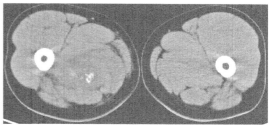
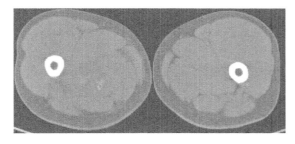
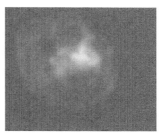

■ 影像学表现

右大腿后部肌间占位性肿块病灶,密度不均匀,内有斑片状成骨性密度,未累及邻近股骨。PET - CT 显示局部高代谢改变。

■ 影像学诊断

软组织恶性肿瘤。

■ 病理学诊断

病理诊断:(右大腿)骨外骨肉瘤。肿瘤大小:8 cm×5 cm×6.5 cm;肿瘤位于肌内生长;手术切缘未见肿瘤残留,距离最近手术切缘距离<1 mm;皮肤切缘未见肿瘤残留。

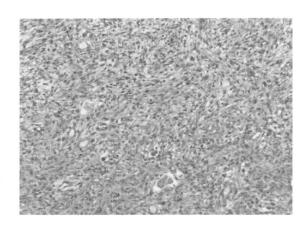

■ 诊断要点

1. 骨外骨肉瘤发生人群年龄偏大,一般大于 30 岁,男性稍多。常见于四肢,尤其是大腿。大腿发病占 48%,其次为上肢(8%—23%)、腹膜(8%—17%)和躯干(10%—11%)。病因可为放疗刺激肿瘤生长,发生率 4%—13%。有报道创伤对骨外骨肉瘤发生发展有影响。

2. 典型高级别梭形细胞恶性肿瘤,很少部分低级别表现,预后较差,转移发生率高达 90%。有 5 个组织亚型:类似骨内的骨肉瘤,包括成骨细胞型、成软骨母细胞型、纤维母细胞型、血管扩张型和小细胞型。

3. 影像特点:平片/CT 显示软组织肿块,伴有不同程度矿物质化,约 50% 可见。转移性骨外骨肉瘤则少见矿物质化。增强扫描后,肿块不均质强化,取决于内部坏死程度。MR 显示肿瘤显示境界相对清晰,不均质,T1 等同于肌肉,T2 较肌肉稍高信号,出血常见。PET ^{18}F – FDG 摄取。

■ 鉴别诊断

软组织恶性肿瘤:骨外骨肉瘤的特点是具有软组织肉瘤表现,同时可见成骨性钙化。需要与含有钙化的软组织肿瘤相鉴别。比如含有钙化的滑膜肉瘤,滑膜肉瘤的钙化都不规则,同时肿瘤常合并有囊变,且关节周围相对多见。本例没有直接明确诊断骨外骨肉瘤的原因一个是罕见,另外一个对骨外骨肉瘤的关键诊断点没有很好地认识。

16. 滑膜软骨瘤病

■ 病史

63 岁,女性。右肘关节肿痛半年。

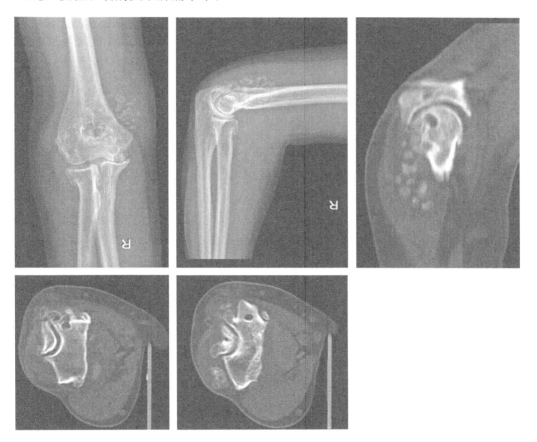

■ 影像学表现

　　右肘关节平片正位和侧位片显示右肘关节内多发结节样高密度钙化影,不与关节面相连。肘前后脂肪三角显示不清。右肘关节 CT 横断位及矢状位重建图片显示肘关节腔内多发结节样高密度影,大小相仿。结节周围皮质样高密度,中心密度稍低特点。右肘关节继发增生硬化,有骨赘形成。

■ 影像学诊断

　　右肘关节滑膜软骨瘤病继发骨性关节炎。

■ **诊断要点**

1. 滑膜软骨瘤病是一种少见的起源于关节腔内、滑囊和腱鞘的滑膜下组织,并形成透明软骨结节的肿瘤性病变。多为单关节受累,膝关节最常见。

2. 在 2020 WHO 骨肿瘤分类中归为软骨源性肿瘤中间型。恶变为软骨肉瘤者十分罕见(5%)。是由于滑膜深层未分化的间叶细胞化生为软骨细胞,继而软骨内化骨而形成软骨小体及骨性小体。

3. 分为关节内型和关节外型。关节内型,其中原发型最常见。30—50 岁最多见,男女比例为(2—4):1。单关节受累,膝关节最常见(50%—60%),其次为髋、肩关节。继发型相对少见,发病年龄较原发性大,多伴有关节退变及关节炎,由于机械损伤及炎性改变所致,双侧或多关节发病,双侧膝关节最常见。关节外型少见,起源于肌腱滑囊。好发于 40—50 岁人群,病程短。临床症状不典型:多为无痛性肿块和轻微触痛,关节受限不明显,小关节多见,最常见于手。

4. 病理上根据 Milgram 分期分 3 期。Ⅰ期:活动性滑膜内病变,表现为滑膜增生、充血,镜下可见软骨化生或软骨小体,但关节内无游离体。Ⅱ期:早期游离体期,滑膜病变合并软骨瘤及游离体形成。Ⅲ期:滑膜病变静止,关节内多发游离体。

5. X 线平片/CT:无钙化(Milgram Ⅰ期),为非特异性表现,关节囊肿胀,关节内多发结节(CT 发现)。Milgram Ⅱ、Ⅲ期:取决于骨化程度,体积小,大小相对一致、圆形或类圆形、边缘光滑,软骨样钙化:"环-弧形"钙化特征,中央区骨化:周围单环样钙化,中央区点灶状钙化,周围高密度钙化层,中央为低密度松质骨。

6. MR:滑膜增生伴结节、分叶状突起,呈 T1 等低、T2 高信号。多发结节及游离体:位于关节腔内或附着于增厚的滑膜组织内。软骨结节未钙化:T1WI、T2WI 均呈等信号,PD 压脂序列上呈高信号。游离体钙化时呈环-弧形及结节样 T1WI、T2WI 低信号。骨化游离体中央区可呈黄骨髓样短 T1 长 T2 信号,边缘环形低信号。

7. 滑膜软骨瘤病处于不同疾病阶段时表现不同,早期或者 Milgram Ⅰ期时,无特征性改变,单纯滑膜炎症。形成软骨性小体时 CT 可能无特征性,除非有软骨性钙化。MR 可显示软骨性信号,形态呈多发石榴籽样特点。骨性小体平片及 CT 容易诊断。MR 特点可能是正常骨质的信号,外周皮质信号,中央骨髓信号特点,从而压脂低信号结节特点;也可能是成熟骨皮质信号特点,所有序列均呈低信号改变。

■ **鉴别诊断**

滑膜其他病变:色素沉着结节性滑膜炎表现为关节内软组织肿块,非钙化多发小结节。且肿块病灶内有特征性含铁血黄素沉积后导致的散在分布低信号特点。滑膜血管瘤则表现为病灶明显长 T2 特点,如果有静脉石,则表现为孤立性的圆形高密度钙化结节,而非多发性钙化结节。

17. 滑膜血管瘤

■ 病史

22 岁,女性。左膝关节肿胀不适数周。

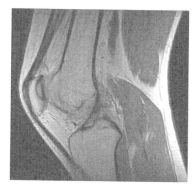 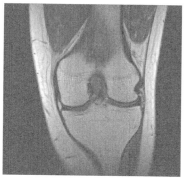 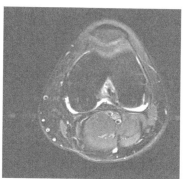

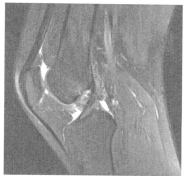 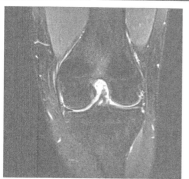

■ 影像学表现

左膝 MR 平扫显示左膝关节囊内前交叉韧带前方结节样异常信号病灶,呈长 T1 明显 T2 信号,内有结节样低信号影。邻近骨质未见异常。

■ 影像学诊断

影像误诊为腱鞘巨细胞瘤。

■ 病理学诊断

(左膝)符合滑膜血管瘤,伴血栓形成,周围滑膜组织示间质小血管增生,伴少量急慢性炎细胞浸润及局灶含铁血黄素沉积。

■ **诊断要点**

1. 滑膜血管瘤是罕见良性关节内血管异常。常累及儿童和年轻人。膝关节最常见。临床症状表现为关节痛、肿胀,可出现自发性关节出血。

2. 影像特点:平片显示为非特异性软组织肿块,定位于关节内。肿块内合并静脉石,并不少见。MR 显示为关节内分叶状肿块,T1WI 中等度信号,T2WI 明显高信号。肿块内含有成熟脂肪成分。

■ **鉴别诊断**

腱鞘巨细胞瘤:尤其是局限性色素沉着结节性滑膜炎,回顾性分析该病例,病灶有高信号成分,但亦有低信号静脉石影,原因是病灶太小,高信号血管成分比例较少,所以见到低信号影误以为是腱鞘巨细胞瘤的含铁血黄素沉积所致。滑膜血管瘤具有一般软组织血管瘤的共同特点,即边界不清,T2WI 明显高信号,组织学上含有少量成熟脂肪信号。诊断不难。但由于滑膜血管瘤少见,诊断时考虑不够或者没有联系到该病。

18．软组织转移

■ 病史

63 岁,男性。发现右侧臀部结节数月。

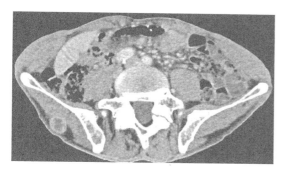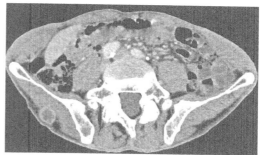

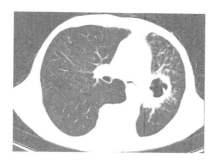

■ 影像学表现

　　骨盆 CT 检查显示右侧臀部皮下臀肌表面结节病灶,有环形强化特点,中心无强化坏死区。胸部 CT 显示左肺肿块,有厚壁空洞。

■ 影像学诊断

　　1. 右侧臀部结节,考虑软组织转移性肿瘤。

　　2. 左肺占位,考虑肺癌。

■ 诊断要点

　　1. 软组织转移,或者说骨骼肌转移罕见,尽管软组织血供丰富,而且面积大(约占人体面积 55%)。但很少有文章报道骨骼肌转移,因此,很多影像学医师不熟悉骨骼肌转移的临床和影像特点。

2. 一些因素导致软组织转移罕见：局部 pH 改变；代谢产物聚集；软组织局部温度；另外，转移性腺癌好发于器官，如肝脏和肺，因为富有毛细血管和持续血流，而软组织如骨骼肌，血流变化大，且受血管紧张素受体影响，导致转移很难发生。

3. 文献报道最常见的原发肿瘤远处转移来自肺，肾脏和结肠癌；最常见的组织类型是腺癌，然后是肾脏透明细胞癌和黑色素瘤。

4. 软组织转移易误诊为原发软组织肿瘤，两者区别在于转移更常出现临床疼痛；从原发灶发现至软组织转移出现：时间不一（8 个月至 15 年）；瘤周水肿明显，中心坏死明显；疼痛性肿块位于软组织内并且有周围明显强化，需高度怀疑癌转移。

■ 鉴别诊断

其他软组织原发肿瘤：软组织原发肿瘤非常常见，如果见瘤周水肿明显，常提示原发恶性软组织肿瘤的可能性大。但一般原发病灶较大，内部密度/信号更不均质，强化无特征性。而转移瘤较小，有环形强化特点，中央坏死明显。有原发肿瘤病史更有助于转移的鉴别和诊断。

19. 骨软骨瘤并发症

■ 病史

33 岁,女性。右大腿根部内侧肿块,质地硬,无移动,局部疼痛。

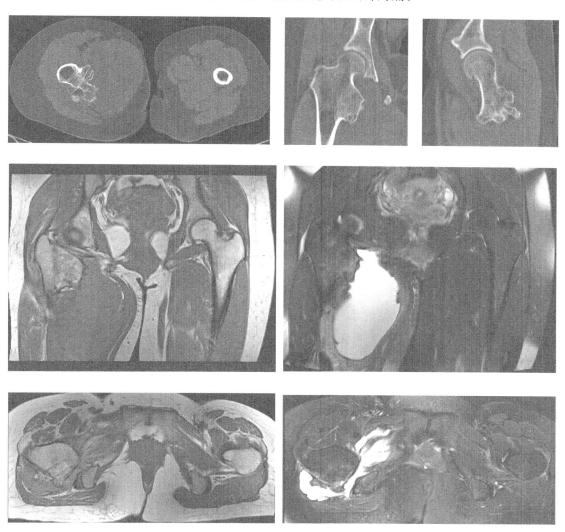

■ 影像学表现

骨盆 CT 轴位和冠状位、矢状位重建显示右侧股骨小粗隆骨性突起,表面不规则,表层与股骨皮质相连,瘤体与股骨骨小梁相通。瘤体外周见软组织肿块影。MR 显示软组织肿块边界清晰,内部信号均质,呈长 T1 明显长 T2 囊性特点。

■ 影像学诊断

右侧股骨小粗隆骨软骨瘤合并滑囊炎。

■ 诊断要点

1. 骨软骨瘤是最常见的骨肿瘤,诊断不是非常困难,诊断该病的关键点是骨性突起,皮质与母骨相连,瘤体与母骨松质骨相通。瘤端可能有软骨帽。但是该病有不少并发症,可能了解不多。

2. 骨软骨瘤并发症包括骨畸形,可以因病变本身,也可因生长紊乱(干骺端骨化)及弯曲变形,邻近骨畸形,这个较为常见;骨软骨瘤合并骨折,不常见,多因为创伤作用于病灶所致,最常见于膝关节周围,带蒂肿瘤更容易出现病理性骨折;软骨帽表面滑囊形成,发生率占1.5%,由于滑囊炎形成,临床类似肿块增大或软组织肿块形成,非常容易误诊为肿瘤恶变。常见肩胛骨、股骨小粗隆部位骨软骨瘤继发。如本病例所见,还可以有血管并发症,导致血管移位、狭窄、闭塞及假性动脉瘤形成;引起神经压迫,包括坐骨神经、腓总神经和桡神经;合并撞击综合征,病变位于肩关节周围。恶性转变,发生率为1%。

■ 鉴别诊断

骨软骨瘤恶变:有骨软骨瘤病史,同时临床出现疼痛症状,容易想到肿瘤恶变的可能。如果熟悉该肿瘤的并发症可合并滑囊炎,同时了解哪些更容易出现恶变,诊断该并发症不难。

20. 骨化性肌炎

■ 病史

  18岁，女性。2个月余前自觉左大腿中上段后内侧疼痛，1周后发现左大腿中上段后内侧出现一枚肿块，逐渐增大。体检左大腿中上段局部肿胀，后内侧可触及一枚肿块，质地硬，边界不清，不易推动，压痛明显，皮温较对侧无明显增高，左大腿中上段较对侧增粗约2.5 cm。

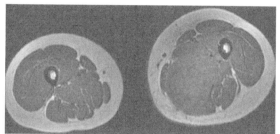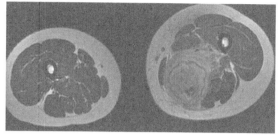

平扫

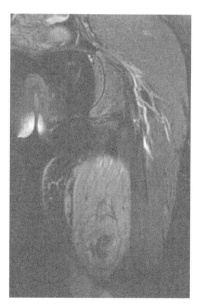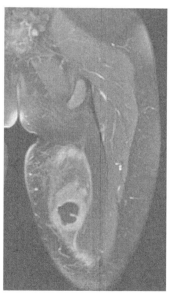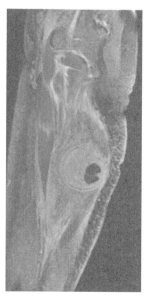

平扫　　　　　　　　　　　增强　　　　　　　　　　　增强

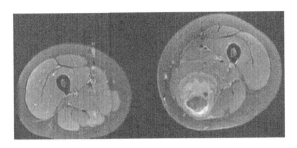

增强

■ 影像学表现

MR 平扫检查显示左侧大腿后部肌间占位性病变,病灶呈长 T1 长 T2 改变,周围见环形线样低信号影。病灶周围软组织水肿明显。增强扫描后病灶有不均强化效应。

■ 影像学诊断

左大腿后部骨化性肌炎。

■ 手术及病理诊断

手术探查见瘤体位于大收肌肌内,大小约 5 cm×4 cm,实性,质硬,边界清晰,予以完整切除,病变组织送病检。病理诊断:(左大腿)骨化性肌炎。病灶大小 10 cm×6 cm×6 cm。

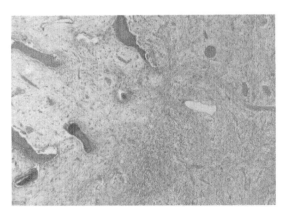

■ 诊断要点

1. 骨化性肌炎多发于 20—30 岁,男性多见。60%—70%的患者有明确外伤史,好发于易损伤区域,肌肉及其邻近结构内有局限性的、含有非肿瘤性钙化和骨化的病变。

2. 病理:异位骨形成(无炎症),发生在肌肉。异位骨构成:周边良好的组织成熟的板层骨;中间骨样区;中央不成熟的非骨化细胞中心。骨化性肌炎组织学表现可类似骨肉瘤。容

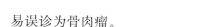

易误诊为骨肉瘤。

3. 影像特点:早期:发病最初 2 周,病理改变主要是肌肉水肿、变性、坏死。此期缺乏特征性影像学改变,MR 对此阶段优势是发现病变。MR 主要表现为软组织肿块伴周缘水肿,T1 呈等低信号,T2 信号明显增高,此期影像学表现以界模糊/弥漫型、界欠清/增殖肿块型多见。中期:6 周后,钙质在损伤周围沉积。病理上钙化出现、水肿减轻,随时间推移,可大致分为中心、中间及外周 3 层,外周为致密板样骨。平片/CT 上可见典型的具有特征性的环状骨化"蛋壳"征象。MR:显示外周低信号环,周围软组织水肿。该例呈典型中期 MR 特点。晚期:X 线平片和 CT 表现为软组织内团块状骨性致密影,MR 显示软组织内较为广泛的低信号,其内可包含脂肪信号。

4. MR 特点:早期显示病灶,软组织水肿反应为主,T1 呈等低信号,T2 信号明显增高,肿块弥漫,边缘模糊,早期有强化,早期特异性诊断价值有限。中期:肿块周边低信号环出现,周围软组织水肿,低信号环为典型表现。晚期:T1:周围低信号,中心高信号。T2:周围低信号(异位骨),中心中高信号(骨髓),不强化,软组织水肿消失。

鉴别诊断

骨肉瘤:组织学上两者非常相似。在中期出现钙化时,注意与骨肉瘤成骨性改变相鉴别,骨化性肌炎钙化分布有特征性,位于肿块周边。晚期成熟骨化后与正常骨有相同信号特点,更容易与骨肉瘤鉴别。

21. 腱鞘巨细胞瘤

■ 病史

56岁,女性。4年前无明显诱因发现右手中指近端指间关节处有一肿块,初时约米粒大小,无压痛,无麻木,未予重视,4年来肿块逐渐增大,目前约黄豆大小,偶有胀痛不适。表面皮肤无明显红肿破溃。触诊:肿块轻压痛,未及明显波动感、搏动感,质韧,与周围组织边界清,活动度一般。彩超:右手中指(近节指骨水平)低回声。

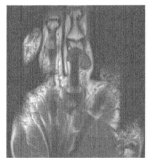
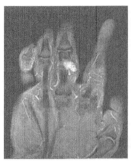
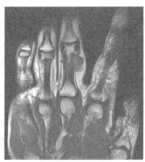
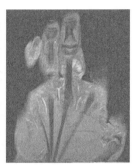
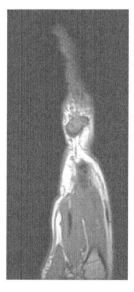
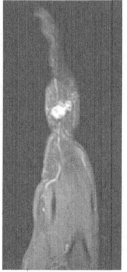
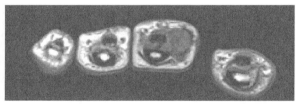
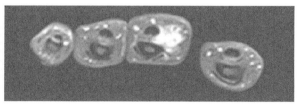

■ 影像学表现

右手中指桡侧、近节指骨平面结节样占位病灶,边界清晰,周围未见软组织水肿改变,病灶呈长T1短T2信号改变。邻近中指屈肌腱旁。邻近骨骼未见异常改变。

■ 影像学诊断

右手中指近节指骨平面腱鞘巨细胞瘤（tenosynovial giant cell tumor，TSGCT）。

■ 手术和病理诊断

1. 术中见不规则灰白色质韧肿块，大小约 4 cm×0.5 cm×0.5 cm，包绕指背腱膜、指背神经，部分侵犯 PIP 背侧及桡侧关节囊，肿块绕过关节侵入屈肌腱与指骨间隙，达尺侧皮下，掌侧近节指骨压缩凹陷，与指背腱膜、近节指骨骨膜及指伸肌腱明显粘连，予整块切除肿块及部分伸肌腱。

2. 病理诊断：（右中指肿物）腱鞘巨细胞瘤，送检组织大小为 2.5 cm×1.4 cm×1.2 cm。

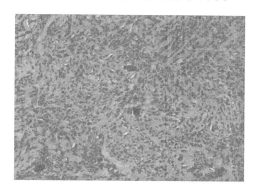

■ 诊断要点

1. 腱鞘巨细胞瘤是一类疾病，多部位发生，可见于关节滑膜、滑膜囊和肌腱鞘。可关节内病变，也可关节外病变。可局限性，也可弥漫性（又称 PVNS），前者良性，后者则有侵袭性，可能有恶性转化。局限性好发手腕及手指，发生率为 85%，然后依次是足踝、膝关节和髋关节，其他关节罕见。

2. 40—50 岁多见，手指和手腕多见，掌侧更好发。生长缓慢，无痛性包块导致手指皮肤张力增加。

3. 影像特点：平片无特异性，弥漫性可伴有骨侵蚀（30%）。MR 有特征性，表现为边界清晰的软组织包块，偏心性包绕肌腱生长。因含铁血黄素沉积，肿块信号不高。增强扫描，病灶有强化。

■ 鉴别诊断

手足部常见占位性病变，如侵袭性纤维瘤，靠近手足小关节，与肌腱没有关系。病灶信号与腱鞘巨细胞瘤不同，呈常 T1 混杂 T2 信号，取决于成分比例，如果以成熟纤维组织为主，则 T2 表现为低信号，如果以纤维细胞为主，则表现为高信号特点。而腱鞘巨细胞瘤典型的因含铁血黄素沉积后导致的肿块整体信号不高。这是鉴别的关键点之一。另外就是围绕肌腱走行。

22．瘤样钙质沉积症

■ 病史

54岁,女性。发现右侧臀部包块半年。

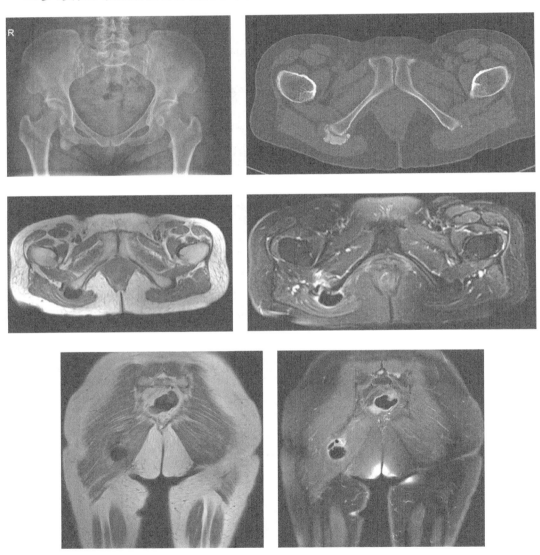

■ 影像学表现

骨盆平片和CT检查显示右侧坐骨结节旁高密度骨块影,骨块致密均匀,邻近坐骨结节骨质未见异常。MR检查显示该骨块影呈低信号改变,周围软组织稍有水肿。邻近坐骨结节骨髓稍有水肿改变。

■ 影像学诊断

右侧坐骨结节瘤样钙质沉积症。

■ 病理诊断

病理诊断:(右臀部)符合肿瘤性钙盐沉着症(tumoral calcinosis)。

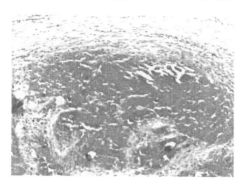

■ 诊断要点

1. 瘤样钙质沉积症是一种单发或者多发、关节周围无痛性肿块。由 Giard 和 Duret 分别于 1898 年和 1899 年首先描述,1943 年由 Inclan 命名。分为原发血磷酸水平正常型、原发血磷酸水平升高型和继发型三种。原发型约 30% 为家族性疾病,是一种常染色体显性遗传病,非洲人多见,20 岁左右起病。继发型多继发于其他疾病,主要是肾功能不全,与外伤有一定关系。

2. 临床表现为软组织内包块,呈分叶,致密钙化性特点,常位于关节的伸侧。好发部分依次是骨盆、肘关节、肩关节、足和腕。外科术中显示白色或者淡黄色粉笔样物质,主要是钙羟磷灰石,以及部分碳酸钙和磷酸钙。组织学:多核巨细胞以及上皮样成分包绕钙质。

3. 影像特点:X 线平片/CT 表现为分布关节伸侧软组织中,不定形、囊样、多发分叶状钙化包块,最常累及部位是股骨大粗隆滑囊,可因为钙化沉积出现分层,形成液-液平面,也可能是均质高密度。邻近骨骼可侵蚀后骨缺损。MR T2WI 常显示不均质的高信号,即使内部有大量钙化存在,两种表现形式:弥漫性低信号;结节性高信号伴信号缺失。T1WI 常表现不均质的低信号特点,邻近骨骼骨髓水肿,肿块周围软组织水肿。

■ 鉴别诊断

骨化性肌炎:表现为软组织内占位性病灶,有钙化,但早期表现为软组织血肿伴周围软组织肿胀,然后形成特征性外周钙化、中央软组织肿块的蛋壳样外观。有疾病的演变过程,钙化分布特点不同。部分病例可追查有外伤史。

23. 椎体典型/不典型血管瘤

■ 病史

57 岁,女性。无不适症状。

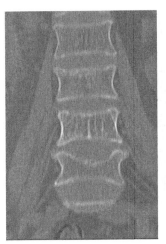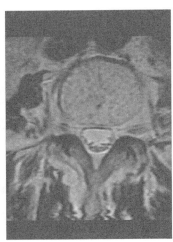

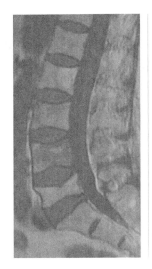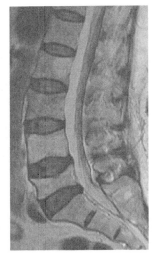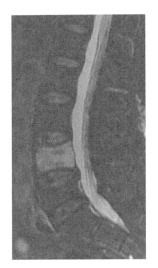

■ 影像学表现

　　CT 检查显示 L4 椎体骨小梁粗大,纵行分布,小梁间隙增宽。MR 显示 L4 椎体弥漫性,常 T1 明显于 T2,轴位显示病灶内有筛孔样改变。另外 L2 椎体内局灶性信号异常。T1/T2均呈高信号改变,FS 后信号明显衰减。

■ 影像学诊断

1. L2 椎体典型血管瘤。
2. L4 椎体不典型血管瘤。

■ 诊断要点

1. 骨血管瘤是一种呈瘤样增生的血管组织,掺杂于骨小梁之间,不易将其单独分离。骨内的原发性肿瘤,发生率占骨肿瘤的 0.6%—1%。可发生于任何年龄,以 40—50 岁居多。女性发病率是男性的 2 倍。可发生于任何骨骼,以脊柱最常见,发病率为 30%—50%。胸椎多见,腰椎次之,1 cm 以下的小血管瘤多无症状。随着肿瘤的增大,疼痛为最早出现的症状。

2. 影像特点:X 线平片典型表现以垂直的条纹或多发的小腔状溶骨病灶为特点,被称为灯芯绒布状和蜂窝状表现。CT 表现为椎体骨质疏松呈粗大网眼状或小蜂窝状改变,残留的骨小梁增粗,呈稀疏排列的高密度粗点即"圆点花布征",其内可测到脂肪密度。冠状位及矢状位重建可呈栅栏样改变,椎体外形正常或略膨胀,偶可见骨膜下出血造成的椎旁软组织肿块。

3. MR 表现:对 X 线平片难以发现的较小血管瘤和难以鉴别的非典型血管瘤进行诊断。脊柱典型血管瘤表现为增厚的小梁在 T1WI、T2WI 都呈低信号区。T1WI 高信号提示成熟脂肪成分,T2WI 高信号提示血管成分,压脂序列呈高信号。增强扫描后因血管成分有明显强化。脊柱不典型血管瘤由于脂肪与血管成分比例及间质水肿不一样,MR 表现不一样。增厚的小梁少见,T1WI 呈等信号或低信号,原因是脂肪成分少,血管成分多;T2WI 因血管成分呈高信号;压脂序列呈高信号,增强扫描后因血管成分呈明显强化。脊柱侵袭性血管瘤则脂肪成分少,血管成分多,肿瘤几乎占据整个椎体,受累椎体因重力而压缩变扁,没有典型的栅栏状表现,代之以信号相对均匀的占位。具有侵袭性特征:椎体外的侵犯、皮质的破坏、硬膜外和椎旁间隙的侵犯,可突入椎管而压迫脊髓或马尾神经。六大影像特征提示侵袭性血管瘤:累及整个椎体;椎弓根受累;骨皮质膨胀;病灶位于 T3—T9 椎体;不规则蜂窝状改变;软组织肿块。

■ 鉴别诊断

椎体其他占位性病变:局限性脂肪沉积与小血管瘤鉴别,T2WI FS 呈均匀信号衰减。有时 CT 更有助于两者鉴别,血管瘤可见明显增粗的纵行骨小梁。而脂肪沉积无此特征。椎体不典型血管瘤或者侵袭性血管瘤需要与其他椎体占位性病变鉴别,比较困难。因缺乏 T1WI 成熟脂肪的存在,T1WI 病灶信号不具有典型血管瘤高信号特点;另外缺乏栅栏状表现。如果椎体病变 T2WI 明显高信号,除了考虑椎体其他原发或继发肿瘤外,首先排除侵袭性或不典型血管瘤的可能。

24．浆细胞瘤

■ 病史

　　66岁,女性。胸背部疼痛1个月,无明显诱因下出现胸背部疼痛不适,伴活动受限,1周前感觉加重,休息后不缓解。

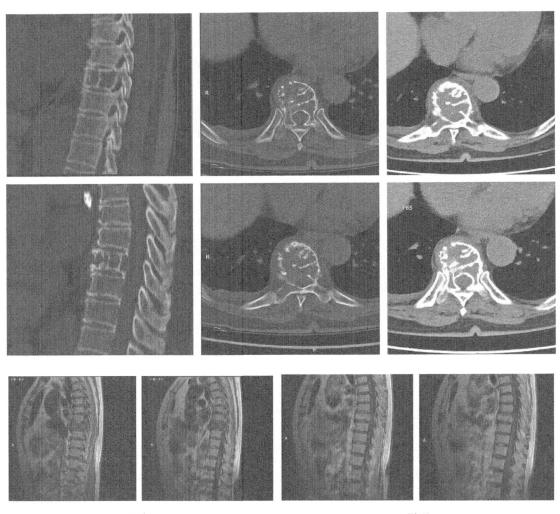

平扫　　　　　　　　　　　　　　　　　　　增强

■ 影像学表现

　　胸椎 CT 平扫显示 T9 椎体骨破坏,稍膨胀性改变,破坏区内见粗大骨小梁影,周围软组织增厚。胸椎 MR 平扫加增强扫描显示 T9 全椎体受累,同时见椎体轻度塌陷,累及前中

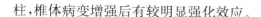

柱,椎体病变增强后有较明显强化效应。

■ 影像学诊断

T9 椎体浆细胞瘤(plasmacytoma)。

■ 诊断要点

1. 浆细胞瘤是浆细胞异常增殖性肿瘤的一种,是以浆细胞单克隆增殖为特征的恶性肿瘤,按照 2017 年版 WHO《造血及淋巴组织肿瘤分类》,浆细胞异常增殖性肿瘤包括:浆细胞性骨髓瘤、浆细胞瘤、单克隆免疫球蛋白沉积病、伴有副肿瘤综合征的浆细胞异常增殖性肿瘤及意义未明的单克隆丙种球蛋白病。浆细胞瘤分两类:孤立性骨浆细胞瘤和髓外浆细胞瘤。

2. 骨的孤立性浆细胞瘤好发人群是中老年人,男∶女=2∶1。临床表现为患处肿胀、疼痛及局部肿块,血、尿生化检查无异常。骨髓活检浆细胞比例不超过 5%。此病好发于造血活跃的部位:椎骨(75%,胸椎>颈/腰椎)、颅骨、肋骨、骨盆、肱骨、股骨、锁骨及肩胛骨、胸骨(罕见)。

3. 影像特点:X 线平片/CT 显示单发、边界清晰穿凿样溶骨性破坏,伴软组织肿块形成,类似大多数转移性肿瘤。病灶进展时,有明显的侵蚀、膨胀性骨破坏和骨皮质破坏,有时厚壁包绕,形成皂泡样外观,病灶内可有骨小梁残留,表现为粗糙或细小骨性间隔呈蜂窝状,大部分病灶边缘清晰,绝大多数病例无明显骨膜反应。MR 显示肿瘤软组织肿块多见,T1WI 呈等或稍低信号,T2WI 呈高信号。增强后明显均匀强化(肿瘤间质血管含量较丰富)。骨小梁代偿性增厚,呈放射状排列,并与增厚骨皮质相连,呈"微脑征"。

■ 鉴别诊断

多发骨髓瘤:浆细胞瘤发病年龄轻,多在 10 岁左右。45%的浆细胞瘤会转为多发性骨髓瘤。血清或尿液单克隆免疫球蛋白升高。骨髓单克隆浆细胞比例≥10%。骨骼改变表现为多病灶特点。

25. 不典型骨转移

■ 病史

45 岁,男性。腮腺区肿物,既往有肾癌病史。

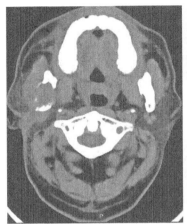
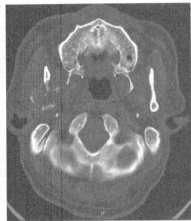
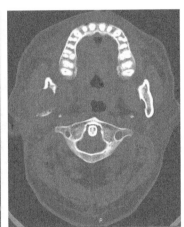

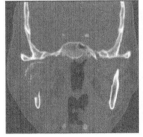
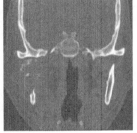
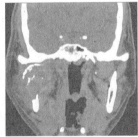
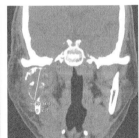

■ 影像学表现

领面部 CT 检查见右侧下颌骨膨胀性骨破坏,突破骨皮质,周围形成软组织肿块。右侧颞颌关节未见异常。

■ 影像学诊断

右侧下颌骨肾癌骨转移。

■ 诊断要点

1. 常见转移性骨肿瘤的特点是溶骨性骨破坏,骨皮质不连续,罕见软组织肿块。无骨膜反应。

2. 罕见特征性转移性骨肿瘤特点：膨胀性改变，无论溶骨或者成骨均可。膨胀性骨转移常见原发肿瘤是肾细胞肾癌，甲状腺癌和肝细胞肝癌。

3. 肾癌膨胀病灶内可见分隔。短管状骨转移常见支气管源性癌、结肠癌和肾癌。而皮质外缘偏心性扇贝样缺损常见支气管源性癌转移。

鉴别诊断

孤立膨胀性骨破坏很容易误诊为原发侵袭性或者恶性骨肿瘤，比如骨巨细胞瘤、浆细胞瘤等，但是有原发肿瘤病史尤其是以上原发肿瘤时，要考虑到转移的特点可以是膨胀性骨破坏，转移位置甚至可以是四肢末端等。

26. 骨外黏液性软骨肉瘤

■ 病史

57岁,男性。主诉:左股骨远端疼痛4年,加重3个月。体检:左股骨远端肿胀,压痛明显,可扪及一肿块约4 cm×5 cm,质硬,界限不清,压痛,活动度不佳,无放射痛;左膝关节主动活动轻度受限。

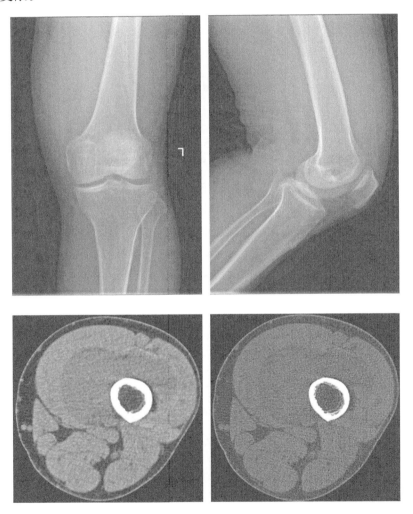

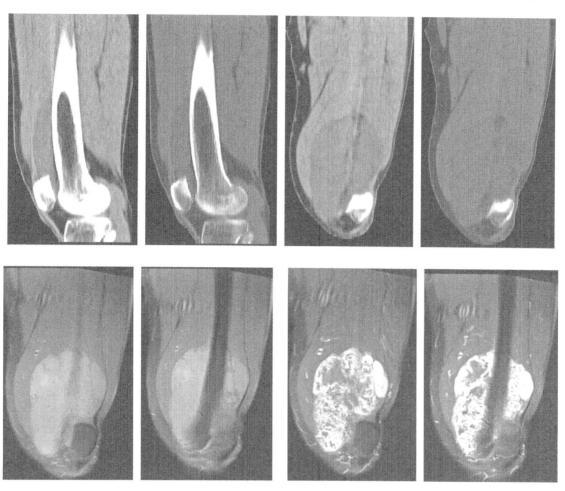

平扫　　　　　　　　　　　　　　　　　　增强

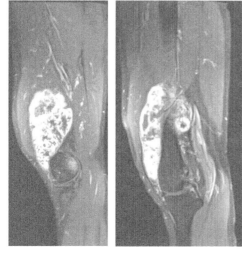

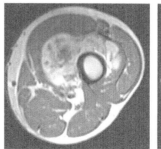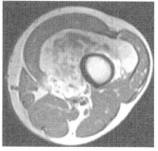

增强　　　　　　　　　　　　　　　　　　增强

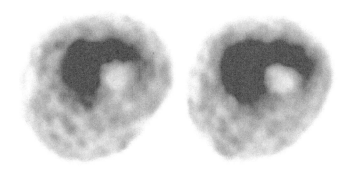

■ 影像学表现

　　左膝平片正位和侧位显示左大腿远端软组织肿胀。CT 检查显示左股骨远端周围软组织肿块影包绕,密度较低。局部股骨未见明确骨质异常。MR 平扫及增强检查显示股骨远端骨外软组织肿块,呈长 T1 明显长 T2 信号特点,增强扫描后病灶强化明显,呈分叶样强化特点。PET - CT 显示肿瘤明显高摄取改变。

■ 影像学诊断

　　左大腿远端软组织恶性肿瘤,含黏液软骨成分大,有软骨肉瘤可能。

■ 病理学诊断

　　1. 左股骨近端骨外黏液性软骨肉瘤,未见明确骨累及。肿块大小为 15 cm×14 cm×4 cm。

　　2. 免疫组化:肿瘤细胞 Vim(＋),S100 局灶(＋),EMA(＋),Ki - 67 约 10％(＋),CK-pan(－),Syn(－),CgA(－),SMA(－),CKL(－),calponin(－),结合 HE 切片,本例符合骨外黏液样软骨肉瘤(extraskeletal myxoid chondrosarcoma,EMC)。

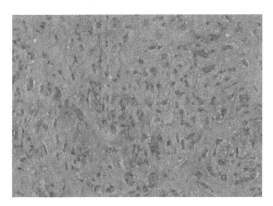

■ 诊断要点

　　1. 骨外黏液性软骨肉瘤是一种罕见的恶性程度较低的软组织肿瘤,属于软组织骨-软骨肿瘤分类,发病率约占软组织肉瘤的 3%。5 年生存率 100%,10 年生存率 80%,少见转移:肺,骨骼。约 80% 发生于四肢近端及肢体深部软组织,20% 发生于躯干。其组织来源于滑膜或软骨母细胞,主要发生于成年人。

2. 影像学特点:肿块多为分叶状生长,与肿瘤的多结节组成相关。CT 平扫:因黏液基质肿块密度较低,密度高于水,低于肌肉组织。MR:T1WI 呈低信号,信号介于水和肌肉组织之间,T2WI 呈显著高信号(黏液成分)。肿块内有富含血管的纤维血管分隔包绕成多个结节,故 T2WI 高信号内有低信号分隔,呈多房状改变。增强后呈不均匀强化,呈斑片状或典型的分隔强化,并且有延迟强化。缺乏软骨性钙化。

■ 鉴别诊断

软组织其他富含黏液的恶性肿瘤:均表现为 T2WI 明显高信号的特点。如富含黏液的纤维肉瘤,含黏液的脂肪肉瘤等。但软骨源性肿瘤增强特点呈斑片状或典型的分隔强化。其他鉴别困难。

27．骨旁脂肪瘤

■ 病史

70岁,男性。发现左上臂外侧肿物1月余,约5 cm,质硬,无明显压痛触痛,活动度一般。包块隆起于皮肤表面,颜色同周边皮肤左上臂肌力及肌张力未见明显异常。

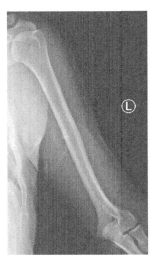
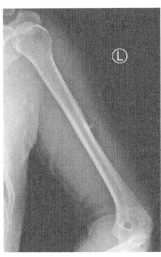

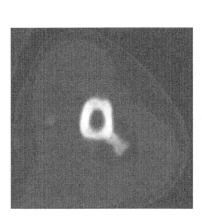
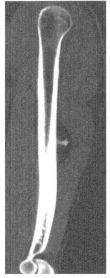
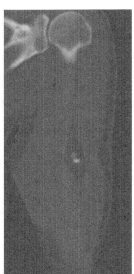
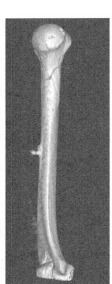

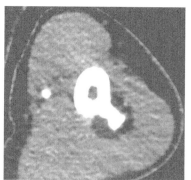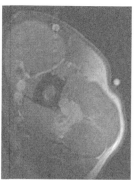

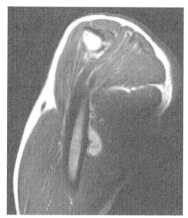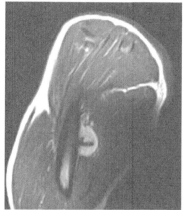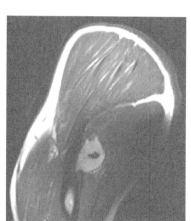

■ 影像学表现

　　左侧肱骨平片正侧位显示肱骨干中段骨性突起,局部骨皮质未见异常。突起远端软组织内较低密度影。CT检查轴位及冠状位、矢状位重建骨窗和软组织窗显示,骨干中部骨性突起,突起物与母骨骨干皮质不相连。突起物周围软组织影,边界清晰,密度与皮下脂肪相似,很均质。MR显示软组织影为成熟脂肪信号,边界清晰,周围无水肿。骨性突起物呈低信号特点。

■ 影像学诊断

　　左上臂骨旁脂肪瘤(parosteal lipoma)。

■ 手术及病理诊断

　　1. 术中:肿块表面质软,黄色脂肪样,边界清晰,约3.0 cm×1.0 cm,肿块深层与肱骨相连,骨刀完整铲除后未见肿块与肱骨髓腔相通。

　　2. 术后病理:(左上臂软组织肿块)镜下示纤维脂肪结缔组织,另见一质硬结节,示成熟骨小梁,其内含骨髓成分。

■ 诊断要点

1. 骨旁脂肪瘤为紧邻骨皮质并与骨膜相连续的脂肪瘤,临床罕见,占所有脂肪瘤的0.3%。于1836年由Seerig首先报道,因认为来源于骨膜而称为骨膜脂肪瘤,后Fleming等学者认为骨膜内无肿瘤起源的脂肪细胞,又称为骨膜外脂肪瘤,1988年Power将其正式命名为骨旁脂肪瘤。近年来有学者认为该病也可能起自骨膜的间充质细胞。

2. 可发生于任何年龄,成人多见,男女比例约为1.6∶1。好发于四肢长管状骨的骨干旁(股骨最为多见),其次为扁平骨、不规则骨及短管状骨。初期出现无痛性肿块,活动度好,质地较软,生长缓慢,有假性波动感。病灶较大、内骨性成分较多时,活动度差,质地较硬,易误诊为骨肉瘤等恶性肿瘤,但触诊无压痛,局部皮肤色泽、血管无异常。

3. 影像学特点:X线平片表现为骨旁"透光肿块"伴临近骨皮质不规则骨突。骨干畸形偶可见于青少年(可塑性大,质软易变)。CT表现为主体为类圆形/分叶状脂肪密度影,边缘清晰,内可出现斑点状钙化或骨化影,中央为树枝状或珊瑚状骨性密度影,与相邻骨皮质窄蒂或略宽基底相连,附着处骨皮质增厚、毛糙。MR表现为主体呈短T1、长T2信号,压脂序列呈低信号,边界清楚,病灶内可见少许纤薄的等T1、等T2纤维分隔,边缘可见纤维包膜,增强包膜及间隔少许强化。中央附着处为树枝状或珊瑚状骨性信号影,不与髓腔相通。病灶较大时可出现周围肌肉萎缩变薄(支配神经卡压引起)。

4. 肿瘤内骨化的原因可能与脂肪组织坏死皂化或间叶组织化生有关,与肿瘤生长过程中相邻骨质的骨膜由于压力性刺激或牵引反应,发生膜性化骨有关。

■ 鉴别诊断

骨性突起与外生骨疣鉴别,后者突起物表面与母骨皮质相连续,突起物中央骨小梁与母骨小梁相通。与软组织脂肪瘤鉴别诊断,单纯均匀成熟脂肪信号为软组织脂肪瘤的特点,两者鉴别容易。但不要因合并骨性突起而误诊为两种疾病。骨性突起引起原因见诊断分析。

28. 恶性外周神经鞘瘤

■ 病史

　　55岁,女性。无意中发现右大腿中段内侧包块2月余,约鸡蛋大小,轻度疼痛不适,当时未予治疗。近日来,上述肿块明显增大,现约拳头大小,疼痛感明显加重,行走困难伴跛行。体检局部明显隆起,质韧、活动度欠佳,深压痛,皮温稍升高。

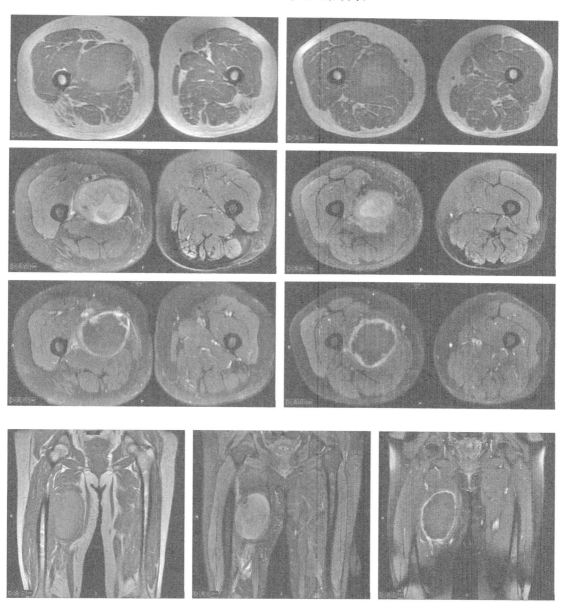

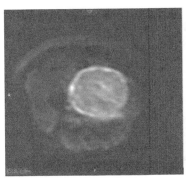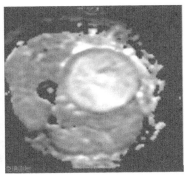

影像学表现

大腿 MR 检查显示右大腿中段内侧肌内占位性肿块影,呈长 T1、长 T2 信号,病灶内部信号不均质,有出血和囊变,增强扫描后病灶有外周厚壁不规则强化改变。加权成像显示外周弥散受限,外周表现弥散系数(ADC)降低。

影像学诊断

右大腿软组织肿瘤,考虑恶性可能。

病理诊断

右大腿中段肿块:肿瘤细胞 S - 100(散+),SOX10(一),H3K27me3(表达丢失),INI - 1(一),Desmin(+),SMA(一),SMMHC(一),Ki67(60%+),CD34(一),Vimentin(++),CD117(一),CK7(一),EMA(一),P53(一),结合 HE 切片及 FISH 检测结果,本例应为恶性外周神经鞘瘤(malignant peripheral nerve sheath tumor,MPNST)伴横纹肌分化(恶性蝾螈瘤)。

诊断要点

1. 恶性外周神经鞘瘤在软组织肿瘤中占比为 3%—10%。是起源于外周神经及各种神经鞘细胞(如施万细胞、神经束膜细胞、成纤维细胞)的软组织肉瘤。50%发生于伴有神经纤维瘤病Ⅰ型(NF - 1)的患者。主要危险因素:辐射暴露(3%—10%有暴露史)。发病中位年龄:原发者 41 岁;伴 NF - 1 者 28 岁。无明显性别差异。

2. 好发于四肢近心端,其次是躯干、头颈部;多起源于神经根和四肢及骨盆束附近,包括坐骨神经、臂丛和骶神经丛。受累神经支配区麻木,疼痛,乏力;短时间内肿块明显增大。

3. 影像学特点:CT、MR 及 PET/CT 结合,诊断困难。可评估肿块大小/局部浸润程度,PET/CT 较良性高摄取。病变体积较大,增长迅速;多边界不规则,侵犯周围结构。MR(STIR 序列最敏感):信号不均匀,与相邻肌肉相比 T1WI 呈等信号,T2WI 呈高信号,增强不均匀强化,易伴囊变坏死及出血。出现以下征象,需高度怀疑:肿块最大径增大、边缘强化、周边水肿及瘤内囊变。NF－1患者出现新近的疼痛、明显增大的结节需警惕恶变。

4. 软组织肉瘤符合以下标准之一即可诊断 MPNST:肿瘤起源于外周神经;肿瘤起源于已存在的良性神经肿瘤,通常是神经纤维瘤;肿瘤具有显示施万细胞分化的组织学特征,且免疫组化标记显示肿瘤具有施万细胞分化。

5. 病理分型包括恶性施万瘤:恶性较高,常见骨、软骨、脂肪组织等异源型成分;恶性蝾螈瘤:伴有较多量的横纹肌肉瘤成分;恶性黑色素性施万瘤:分布有黑色素,散在或遍及肿瘤各处;恶性上皮样施万瘤:出现上皮样或腺样细胞分化;恶性腺状施万瘤:出现腺体样结构,腺上皮内可出现分泌黏液的杯状细胞以及恶性透明细胞施万瘤:由施万细胞分化的透明细胞肉瘤。

鉴别诊断

其他软组织恶性肿瘤:鉴别困难,都具有软组织肉瘤的共同特点。肿块较大,不均质,增强扫描后明显强化。但是如果肿瘤邻近粗大神经或者有神经纤维瘤病病史,则对指导该病诊断有很大的帮助。

29．Mazabraud 综合征

■ 病史

37 岁，男性。发现左大腿肿块 1 周。专科检查：左大腿中段前外侧触及包块，大小约 4 cm×3 cm×2 cm，质韧，边界清楚，左下肢无压痛，皮肤触痛觉正常，皮温正常。

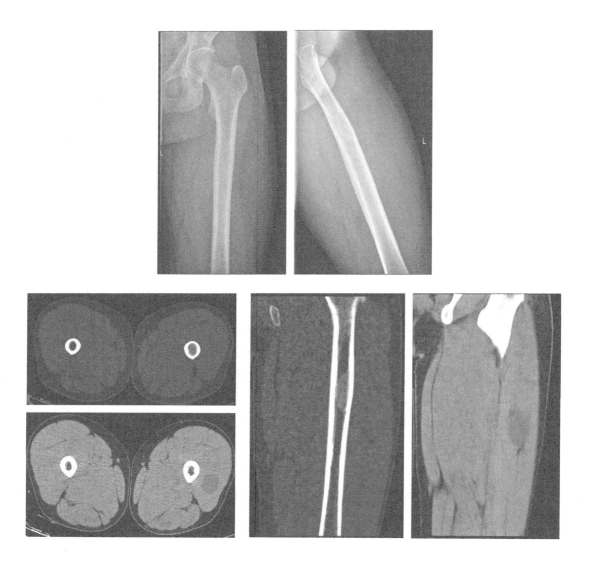

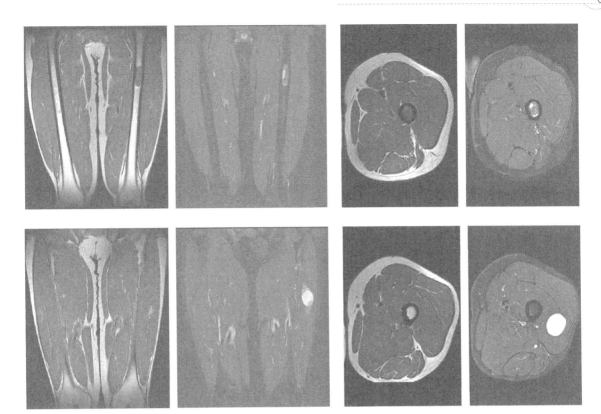

■ 影像学表现

左侧股骨正侧位平片显示股骨骨干近端髓内稍高密度影,边界欠清晰。股骨 CT 显示髓内病灶更明显,磨玻璃样改变,局部骨皮质完整。同时见左侧大腿指导肌内软组织占位,密度较低,边界清晰。MR 检查显示髓内病灶范围局限,呈长 T1 稍长 T2 改变,软组织病灶呈长 T1 明显长 T2 特点。不与神经根相连。

■ 影像学诊断

骨纤维异常增殖症合并肌内黏液瘤(Mazabraud 综合征)。

■ 病理诊断

左侧大腿肌内病变病理:(左大腿)符合肌内黏液瘤,大小 6 cm×3 cm×3 cm。

■ 诊断要点

1. Mazabraud 综合征是罕见病。特征是骨的纤维结构不良合并黏液瘤。骨改变可单骨或多骨;肌内黏液瘤可单发或多发。1926 年由 Henschen 等首次描述,1967 年由 Mazabraud 首次发表,目前为止文献报道不超过 100 例。

2. 2020 年版 WHO"骨与软组织肿瘤分类"归类为未确定肿瘤类型中肌内黏液瘤。Mazabraud 综合征属于肌内黏液瘤的特殊类型。纤维结构不良是由于编码 GS 蛋白 α 亚单位的 GNAS 基因变异所致。而肌内黏液瘤也有定位于染色体 20q13.2—13.3 的 GNAS 基因突变,故推测 Mazabraud 综合征可能与 GNAS 基因突变相关。

3. Mazabraud 综合征的黏液瘤多进行手术予以完整切除,少数可复发,但不恶变。纤维结构不良具有较低的恶变概率,如果没有病理性骨折或明显畸形,多行随访复查,一般不进行手术。

4. 影像学特点:一个是骨的纤维结构不良,多具有磨玻璃样基质、边缘硬化、呈地图样,多膨胀性生长,骨皮质变薄等表现。另外一个是肌内黏液瘤,表现为肌内软组织肿块。

5. CT 上表现为边界清楚的低密度肿块影,MR T1WI 上为低信号,T2WI 上呈高信号,类似囊肿,T2WI 上内部可见低信号纤细分隔,增强扫描强化程度多较低,亦可表现为边缘及分隔强化。

■ 鉴别诊断

如果单病灶认识的话,骨骼改变会单纯诊断为纤维结构不良,属于比较典型的纤维结构不良影像学表现。软组织内病变含黏液成分黏液瘤需要与其他良恶性肿瘤进行鉴别。该病的特点是两个不同部位、不同病种的组合形成这个综合征,由此就不会误诊为其他两种疾病单独存在。

30．骨淋巴瘤

■ 病史

56 岁，女性。主诉：腰背部疼痛不适 2 个月，加重 10 余天。患者无明显诱因出现腰背部疼痛，放射至右侧大腿内侧，行走后疼痛加剧。既往史：颈椎病；胃溃疡。

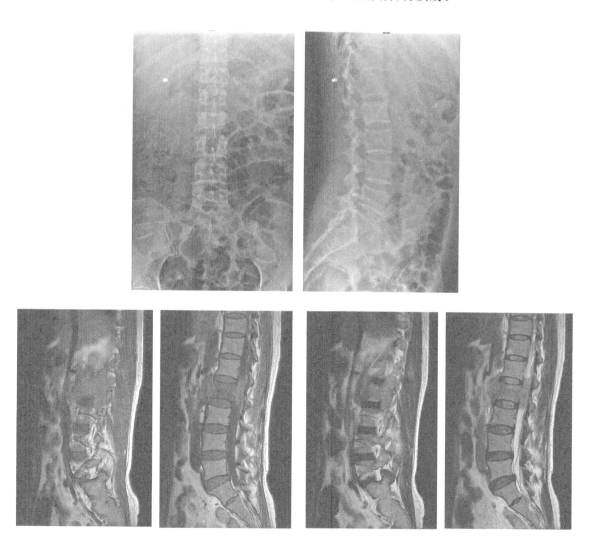

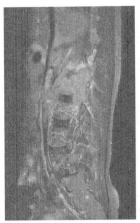 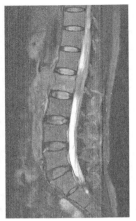 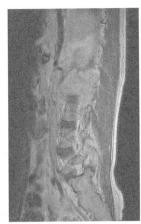 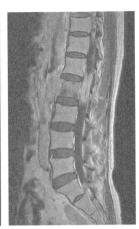

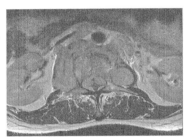 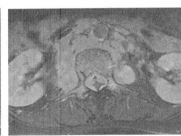 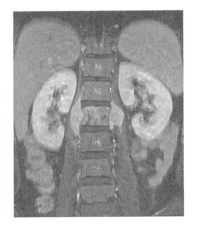

■ 影像学表现

　　腰椎正、侧位平片显示 L2 椎体上缘欠光整,椎体高度未见异常,椎体密度欠均匀。MR 平扫及增强检查显示 L2 椎体骨破坏,椎体前后方形成明显的软组织肿块影,超过了椎体的高度,病灶信号均匀,呈实性改变,增强扫描后有明显的强化效应。相邻两个椎间盘未见异常。

■ 影像学诊断

　　L2 椎体淋巴瘤。

■ 病理诊断

　　病理(石蜡切片免疫组化结果):(腰椎 L2 椎体)散在大细胞:CD20(＋＋＋),CD79a (＋),Pax‑5(＋＋),Bcl‑2(散＋),Bcl‑6(＋),CD10(－),MUM1(散＋),C‑myc(＋), CD21(－),CD23(－),Ki67(约80％＋),CD99(＋),TdT(－),CD34(－),CD2(背景＋),

CD3(背景＋),CD5(背景＋),CD7(背景＋),CD4(背景＋),CD8(背景＋),CD43(背景＋),CD30(－),CD15(－),ALK p80(－),CD56(－),TIA－1(－),Granzyme B(－),Perforin(－),ALK D5F3(－),ALK NEG(－),CK－pan(－),原位杂交 EBER(－);分子病理(G1901788):免疫球蛋白重链/轻链基因重排克隆性检测结果为阳性;(G1901789):T 细胞受体基因重排克隆性检测结果为阴性;结合 HE 切片,本例应为 B 细胞淋巴瘤,倾向富于 T/组织细胞的大 B 细胞淋巴瘤。

■ 诊断要点

1. 脊柱淋巴瘤是少见的结外淋巴系统起源的恶性肿瘤,约占所有淋巴瘤的 0.8%—2.8%。多为非霍奇金淋巴瘤,主要为弥漫大 B 细胞型。分为原发性和继发性。原发/Ⅰ期:罕见,预后相对较好;继发/淋巴瘤Ⅳ期骨质浸润:相对多见,预后差。影像学检查对确定分期十分重要。

2. 原发性脊柱淋巴瘤的诊断标准:病理检查病灶符合淋巴瘤,肿瘤局限于脊柱,临床及影像学检查未发现其他部位病变,原发灶出现症状与发生远处转移间隔 6 个月以上。

3. 该病好发年龄为 50—60 岁,男性多见。临床表现:多可无明显临床症状,常以骨痛就诊,其次为局部肿块,疾病进展可出现脊髓压迫症状。

4. 影像学特点:病变节段性分布:单发或多发,多发常见,多同时累及椎体及附件;病变部位:胸椎最好发,其次为腰骶椎;椎间盘一般不受累,可包埋于肿块内;骨质破坏形式多样;椎体压缩不明显;软组织肿块明显。骨质破坏:形式多样,同一患者不同病灶呈现不同形式的破坏特点,皮质受累较轻:溶骨性骨质破坏(较多见);骨皮质呈虫噬样、穿凿样;成骨性骨质破坏;骨密度增高,骨小梁模糊;象牙质样(典型,多见于霍奇金淋巴瘤);混合性骨质破坏;骨髓浸润,骨质破坏不明显:依赖 MR 诊断。

■ 鉴别诊断

脊柱其他恶性骨肿瘤:都可以表现为恶性肿瘤的骨破坏特点,浸润性或者虫蚀样骨破坏,但骨淋巴瘤为骨破坏浸润性特点,较细小的骨质破坏,同时合并巨大的软组织肿块,且密度/信号均匀。而其他骨恶性肿瘤容易合并病理性骨折,肿瘤内部密度/信号不均质,软组织肿块形成不明显等特点。

第二章
运动损伤

1. 尺管综合征

■ 病史

　　女性,80 岁。右手小指与环指刺痛、麻木伴右手无力 3 月余。查体:右手小指、环指感觉减退,右手握力下降,掌侧压痛。

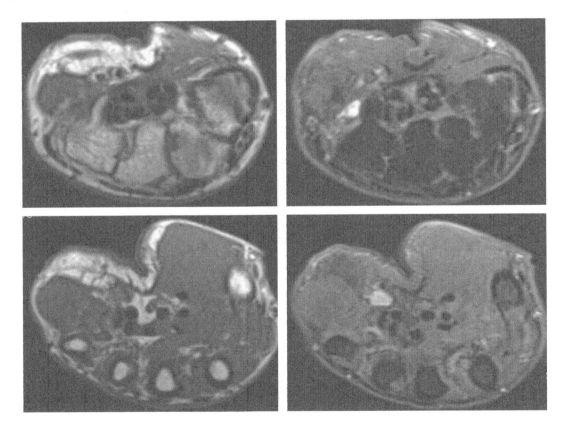

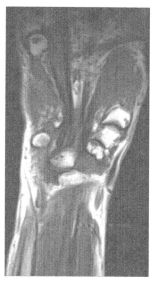
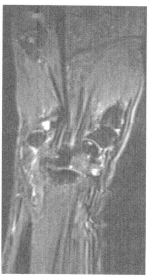

■ 影像学表现

轴位 T1WI 和 T2WI FS,冠状位 T1WI 和 T2WI FS 检查显示尺侧腕屈肌腱邻近见小囊状长 T2 信号影,约豌豆骨水平尺神经增粗,局部信号增高,腕管内屈肌腱周围见少许稍长 T2 信号影。

■ 影像学诊断

尺管综合征,尺侧腕屈肌腱鞘炎,伴邻近滑膜囊肿。

■ 诊断要点

1. 尺管综合征又称盖恩综合征(Guyon syndrome),是指尺神经在腕部尺侧的骨性纤维管道即 Guyon 管中由于任何因素导致卡压而引起的其支配区域的感觉和(或)运动障碍。1861 年,Guyon 首先描述了尺管结构,1908 年,Hunt 首先报道了 3 例腕部尺神经卡压综合征的患者。1965 年,Dupont 首先将其命名为尺管综合征。

2. 尺管解剖:为纤维骨性管道。前壁由腕掌侧韧带、掌短肌构成,后壁为腕横韧带、豆钩韧带,桡侧为腕横韧带、钩骨钩,尺侧是尺侧腕屈肌、豌豆骨。尺管内有尺动(静)脉和尺神经,动脉在桡侧,尺神经在尺侧,尺神经又分深、浅两支。尺管内因各种原因,包括创伤、占位性病变、炎症或者解剖异常导致内部压力增加,压迫尺神经出现临床症状和体征,称为尺管综合征。最常见的是尺管内腱鞘囊肿。

3. 典型临床症状为手掌尺侧 1 个半指感觉异常,手背感觉正常;环、小指伸直障碍,分指、并指功能障碍和精细动作功能障碍,肌肉萎缩主要表现为小鱼际肌和手内在肌的萎缩。

4. MR 特征性改变:尺神经局部 T2 信号增高,神经增粗或者受压改变,需明确有无卡压及卡压原因。MR 可明确卡压的原因和卡压的部位。

■ **鉴别诊断**

1. 肘管综合征：尺神经手背支在进入尺管前即发出，因此尺管综合征不伴有手背尺侧的感觉障碍。神经卡压部位在肘关节内侧。

2. 胸廓出口综合征：臂丛在胸廓上口受压，因此伴有正中神经及前臂内侧皮神经卡压症状（前臂内侧感觉异常）。发生部位不同。

2. 胫骨结节骨软骨炎

■ 病史

30 岁,男性。膝前痛数周。

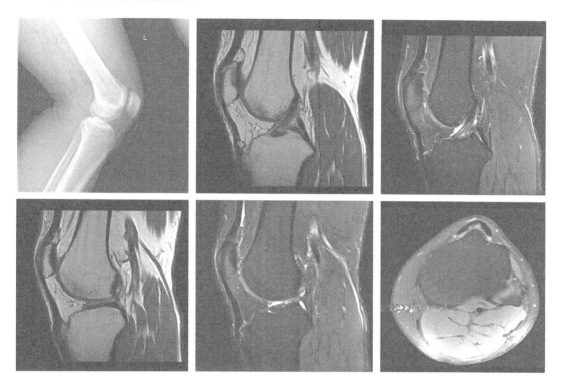

■ 影像学表现

胫骨结节局部游离骨片段。MR 显示胫骨结节肥大,局部骨髓水肿。邻近游离骨片段,髌韧带胫骨结节附着处增粗,信号稍高。

■ 影像学诊断

胫骨结节骨软骨炎(Osgood-Schlatter disease)。

■ 诊断要点

1. 为年轻运动员膝前痛最常见的原因。多见于青少年(11—15 岁),男孩＞女孩。
2. 良性,基本自限性特点。通常单侧发病,双侧同时发病率约 25％。

3. 临床表现为局部疼痛、触痛、软组织肿胀及硬块。发病原因是来自股四头肌的应力牵拉,传导给髌韧带,导致胫骨结节部分撕脱骨折,局部异位骨形成。

4. 影像学表现为胫骨结节肥大、碎裂、二次骨化中心不愈合。MR 显示胫骨结节前方软组织肿胀,与髌韧带境界不清,撕脱片段单个或者多个出现,同时骨片段和胫骨结节骨髓水肿。急性期后软组织肿胀消失,移位骨片段增大,或者与胫骨结节再连接。

■ 鉴别诊断

1. 髌韧带撕裂:髌韧带胫骨结节附着处断裂,可显示髌韧带局部不连续,水样信号充填,韧带回缩等改变,胫骨结节无异常。常常有急性创伤史。

2. 胫骨结节撕脱骨折:急性损伤,可见游离骨片段,胫骨结节骨髓水肿等改变。但无胫骨结节慢性肥大特点,无髌韧带慢性损伤特点。且发生人群不同,无年龄特异性。

3. 跟骨应力性骨折

■ 病史

54 岁,男性。足跟痛数周,平时爱好徒步。

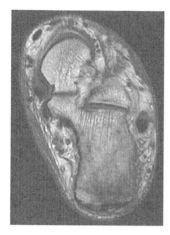 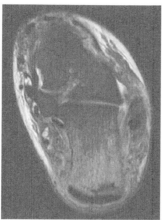 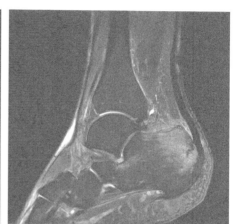

■ 影像学表现

跟骨后部局限性骨髓水肿,边界不清,呈长 T1、长 T2 改变。同时在水肿区内见线样异常低信号影,在 T1WI 和 T2WI 均呈低信号特点。

■ 影像学诊断

跟骨应力性骨折。

■ 诊断要点

1. 应力性损伤指反复、多次的轻微损伤引起的骨折,患者常常无明显外伤史。

2. 根据受累骨质的不同,应力骨折可以分为疲劳骨折和衰竭/机能不全骨折,前者为健康骨骼受伤后所致。后者指骨质量减低,如骨质疏松或在骨软化基础上出现,多见于老年人。

3. 最早于 1855 年由 Breithaupt 在普鲁士士兵中发现,被称为"行军骨折"。40 年后由 X 线平片发现,该病的特征被描述。1958 年,Devas 首次报道运动员的应力性骨折。

4. 长跑运动员、士兵和舞蹈演员最常见。随着生活水平及保健意识的提高,人们对运动健身愈加重视,运动锻炼在普通人群中也常见。而学生因为学校和家长的压力,比如中考体育考试,在短期内快速锻炼导致损伤。

5. 最常见部位是下肢胫骨,其次足跗骨(比如跟骨),随后是腓骨。躯干骨少见,主要是在肋骨、椎弓和腰椎体,骨盆多见机能不全骨折。

■ 鉴别诊断

1. 足跟部疼痛的其他原因,与运动相关,比如足底筋膜炎、足底脂肪炎、跟腱断裂等,MR 可以帮助明确病变部位和明确诊断。

2. 长管状骨应力性骨折需要注意与其他两个疾病鉴别,一个是骨样骨瘤,一个是皮质骨脓肿。两者都可以出现局部疼痛,以及局部骨质密度的增高。应力性损伤高密度原因是局部骨痂形成,而骨样骨瘤则是增生硬化,CT 可以明确观察到病灶中央的骨缺损区。骨脓肿同样可以见到局部骨破坏。单纯平片有时非常难鉴别,需要借助 CT 甚至 MR 检查,后者对骨样骨瘤瘤周广泛水肿有诊断价值。

4. 副舟骨痛综合征

■ 病史

30 岁,男性。左足踝内侧疼痛数周,活动后明显。局部有轻压痛。

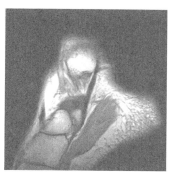 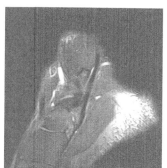

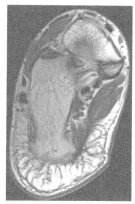 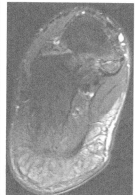 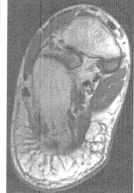 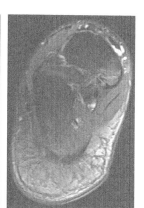

■ 影像学表现

左足内侧游离骨片影,位于舟状骨内侧旁,与舟状骨间形成假关节,局部增生硬化改变,同时见假关节面骨性水肿明显。邻近胫骨后肌腱稍增粗改变。

■ 影像学诊断

左足副舟骨痛综合征。

■ 诊断要点

1. 足副舟骨分三型。Ⅰ型:小的骨块,2—3 mm,边缘整齐,圆形或椭圆形,和舟骨结节

骨肌病例影像导读精选**100**例

不相连,也可认为是胫后肌腱内籽骨。此型在临床上常无症状。Ⅱ型:心形或三角形,8—12 mm,副舟骨和舟骨结节间纤维软骨相连,此型易在受到外伤后出现症状。Ⅲ型:副舟骨和舟骨结节间有骨相连,此型也常无临床症状。

2. 所谓副舟骨痛综合征是指同时符合以下条件的病症:Ⅱ型副舟骨,副舟骨甚至舟骨出现局限性骨髓水肿,邻近胫骨后肌腱可出现水肿或者退变、腱鞘积液等。同时患者可出现临床疼痛症状。

3. 出现症状的原因是局部副舟骨与舟骨间稳定性差,反复运动后导致局部慢性劳损与运动性损伤。同时该部位也是胫骨后肌腱附着点,所以会累及该肌腱,导致肌腱退变、慢性损伤甚至腱鞘炎出现。

■ 鉴别诊断

足内侧疼痛其他病变:比如踝管综合征。临床表现症状相仿,但发生病变部位不同。踝管位于足踝内侧,属于纤维骨性管道,内有胫后神经通过,如果踝管内占位性病变导致内部压力增加压迫胫后神经引起症状,MR 可以明确诊断,包括发现踝管内病变,同时显示胫后神经增粗及信号增高的异常改变。

5. 坐骨股骨撞击综合征

病史

74 岁，女性。左髋疼痛 2 年，左髋活动无明显受限。

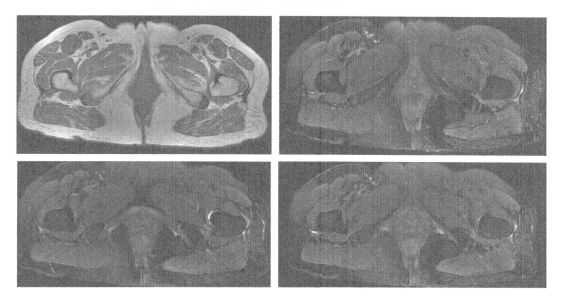

影像学表现

左侧坐骨股骨间隙变窄，内部走行股方肌受压变薄，局部脂肪化，同时见水肿改变。腘绳肌腱未见明确异常。

影像学诊断

左侧坐骨股骨撞击综合征（Ischiofemoral impingement syndrome，IFI）。

诊断要点

1. 坐骨股骨撞击综合征于 1977 年由 Johnson 等首次发现，Torriani 等在 2009 年定义为坐骨股骨撞击综合征，坐骨-股骨间隙变窄引发的髋部疼痛是引起慢性髋痛的重要原因，该病发现时间晚，引起重视程度不足。中年女性多见。

2. 股方肌位于股骨小转子和坐骨结节之间的空隙中，一旦出现坐骨结节和股骨小转子间隙狭窄，就会使夹在其中的股方肌因受到反复摩擦而损伤。坐骨股骨间隙狭窄是引起撞击的直接原因。

3. 两个间隙出现狭窄。一个是坐骨股骨间隙狭窄：坐骨股骨间隙<15 mm 可视为狭窄。测量方法是坐骨结节外侧骨皮质到股骨小转子内侧骨皮质的最短距离。另一个是股方肌间隙狭窄：股方肌间隙<10 mm 可视为狭窄。测量方法是腘绳肌止点上表面至髂腰肌止点下表面（或股骨小转子内侧骨皮质）。

4. MR 是最好的诊断方法，一个是轴位进行两个间隙的测量。另外影像表现是出现股方肌慢性损伤后的脂肪化、萎缩或者肌肉出现水肿，或者股方肌内出现类滑囊样改变；有时可见后方坐骨神经推压改变，严重时甚至导致邻近腘绳肌腱损伤。

■ 鉴别诊断

其他原因导致的髋部疼痛，及坐骨神经放射性疼痛，比如梨状肌综合征压迫坐骨神经引起相似的症状，MR 可以帮助明确诊断，梨状肌局部解剖异常，附属梨状肌、梨状肌水肿萎缩等，局部坐骨神经增粗、水肿改变。

6. 腓骨短肌腱纵行劈裂

■ 病史

58岁,女性。左足外侧疼痛,有扭伤史数月。

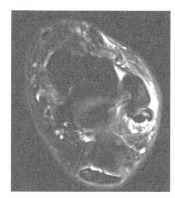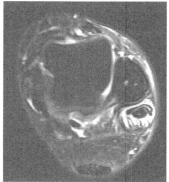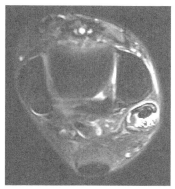

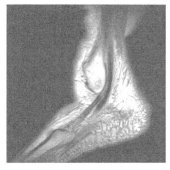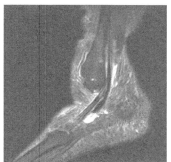

■ 影像学表现

左外踝腓骨短肌腱内见纵行线样高信号影。横断位显示腓骨短肌腱分为内侧和外侧两部分,短肌腱呈C字形外观。腓骨长肌腱位置前移,位于劈裂短肌腱内、外侧之间。腓骨长短肌腱周围软组织肿胀改变,周围腱鞘积液。

■ 影像学诊断

腓骨短肌腱纵行劈裂。

■ 诊断要点

1. 腓骨短肌腱损伤包括肌腱劈裂及肌腱完全撕裂,常合并一个或几个解剖异常。年轻人和老年人均可见,后者可能没有临床症状。

2. 腓骨短肌腱劈裂原因是短肌腱与后踝沟的反复应力或者摩擦所致,约 1/3 合并腓骨长肌腱损伤,原因是劈裂损伤时,长肌腱前移与后踝沟接触,继而出现长肌腱损伤。

3. MR 可以诊断腓骨短肌腱纵行撕裂,呈特征性的 C 形结构。中央部分明显变薄,腓骨短肌腱分离形成内外侧两部分低信号肌腱成分。矢状位或者冠状位图片可显示短肌腱内纵行走向的高信号影。有特征性纵行撕裂特点。

■ 鉴别诊断

外踝其他疼痛病变:如最常见的距腓前韧带撕裂,MR 可以很好地显示距腓前韧带的解剖和病变。两者临床相似,但影像特点完全不同。距腓前韧带断裂,回缩或者波浪样改变,裂口内见水样信号影充填为其特点。

7. 腓籽骨痛综合征

病史

　　51岁，女性。左足外侧疼痛，呈间断性特点，局部有压痛。

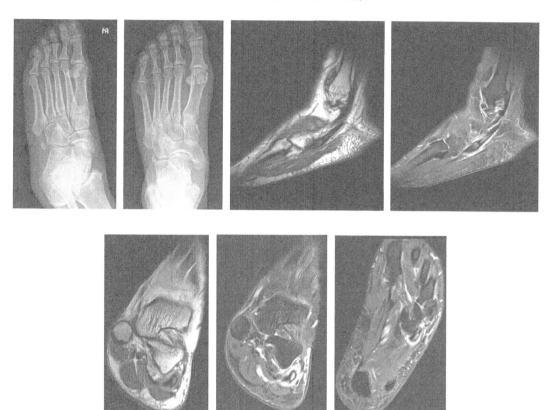

影像学表现

　　左足外侧骰状骨边缘见一游离骨片影，有完整骨皮质，邻近骰状骨骨质无异常。MR显示腓骨长肌腱在骰状骨平面走行区内见低信号结节影，长肌腱局部增粗，信号中等度增高。肌腱周围腱鞘有积液。

影像学诊断

　　腓籽骨痛综合征。

■ **诊断要点**

1. 腓籽骨走行于腓骨长肌腱内,骰骨沟区位置。发病率未知。当其发生骨化时,20%在平片上可见。

2. MR 表现为骨髓或软骨的信号强度,不要误诊为腓骨长肌腱撕裂。

3. 所谓腓籽骨痛综合征是指出现腓籽骨,有时合并有腓籽骨骨折,伴有腓骨长肌腱各种病变(腱鞘炎/肌腱炎、断裂)时,临床出现疼痛症状,称为腓籽骨痛综合征。

4. 形成原因是腓骨长肌腱在骰状骨走行区是腓骨长肌腱的乏血管区,同时也是肌腱转折处,该处承受大的压力和张力,容易导致肌腱退变和慢性损伤,甚至撕裂等异常。腓籽骨的存在,加重了这种应力性损伤。

■ **鉴别诊断**

足外侧骰状骨撕脱骨折:亦可见游离骨片影,与籽骨的区别在于后者有自己完整的皮质骨和松质骨,而骨折则有一面缺乏正常骨皮质包绕,同时邻近骨骼,如骰状骨可见局部骨缺损。

8. 粘连性肩关节囊炎

■ 病史

53 岁,女性。右肩疼痛半年,上举和外展困难。

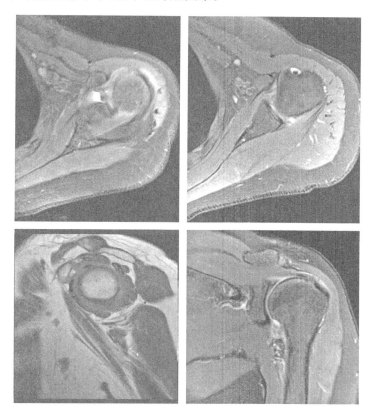

■ 影像学表现

轴位压脂 T2WI 序列和矢状位 T1WI,冠状位压脂 T2WI 序列扫描见下关节囊增厚,信号有中等度增高改变。同时见肩袖间隙增厚、脂肪三角消失、信号呈中等度增高特点。

■ 影像学诊断

右肩粘连性关节囊炎。

■ 诊断要点

1. 是最常见的肩关节疾病,发病率为 2%—5%。既往称为"肩关节周围炎""冻结肩"

"五十肩"。发病年龄通常为 40—60 岁,女性稍多于男性。临床表现为肩关节疼痛,多方向活动受限。

2. 粘连性关节囊炎的两个相关解剖,是关节囊粘连最好发的部位。一个是肩袖间隙,位于冈上肌肌腱和肩胛下肌腱之间,内见喙肱韧带,肱二头肌长头腱,盂肱上韧带,脂肪组织包绕上述结构。另外一个是腋隐窝,即关节囊在腋部反折形成腋隐窝。

3. 粘连性关节囊炎时肩袖间隙特点是:T1WI/T2WI 显示喙突下脂肪三角消失,原因是肩袖间隙关节囊增厚。T2WI FS/PD FS 肩袖间隙信号增高,喙肱韧带增厚,超过 4 mm。或者喙肱韧带显示不清,同时可见肱二头肌长头腱周围腱鞘炎。

4. 腋隐窝异常时,表现为增厚,超过 4 mm。T2WI FS/PD FS 腋隐窝因滑膜增厚,急性期信号增高,慢性期因纤维化信号减低。如果关节造影,肩关节腔容积缩小。需要注意的是肩袖间隙和腋隐窝两个部位可同时出现,也可单独出现异常,从而表现出不同的临床症状和体征。

■ 鉴别诊断

其他引起肩痛的常见原因,包括撞击综合征、肩袖撕裂等,MR 有助于帮助鉴别诊断。熟悉正常的影像解剖对诊断非常重要。

9. 高尔夫球肘

■ 病史

39 岁,男性。肘关节内上方疼痛不适数月,局部有压痛。

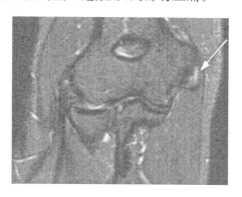

■ 影像学表现

冠状位 T2WI FS 序列见肱骨内上髁屈肌总腱局部信号增高、增厚改变。

■ 影像学诊断

肱骨内上髁炎,又称"高尔夫球肘"。

■ 诊断要点

1. 肱骨内上髁炎,又称"高尔夫球肘"。临床表现为肱骨内上髁局限性疼痛,并随着腕部屈曲及前臂旋转而加重。是屈肌总腱肌腱病或肌腱在此基础上出现的部分或完全撕裂。

2. 是旋前屈肌群肌腱起始部过度疲劳引起的损伤。当打高尔夫球摆到最高点时,此部肌肉处于外翻的应力之下,该应力贯穿下摆的整个过程中直至撞击到高尔夫球。

3. MR 诊断要点是屈肌总腱肌腱增厚及肌腱信号异常:T1WI 低至中等度信号,T2WI稍高信号。可合并部分或者完全撕裂;晚期肌腱内囊变。可同时出现肌腱附着处肱骨内上髁局限性的骨髓水肿。

■ 鉴别诊断

注意与其他引起肘部内上方疼痛的疾病相鉴别。比如肱尺关节骨性关节炎,表现为关节面增生硬化,骨赘形成,局部关节间隙变窄。MR 显示软骨磨损等。

10. 肘管综合征

■ 病史

50 岁,女性。左肘关节内侧疼痛,肿胀,伴小指发麻数月。

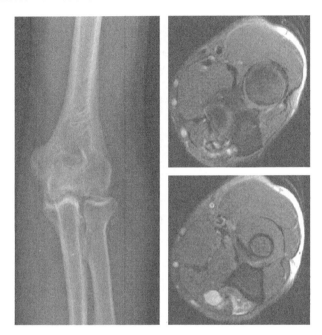

■ 影像学表现

左肘关节正位平片少许关节退变,余未见明确异常。肘关节轴位 T2WI FS 上图显示左肘尺神经增粗,信号增高改变。T2WI FS 下图显示尺神经附近囊性病变。

■ 影像学诊断

左肘关节肘管综合征,滑膜囊肿所致。

■ 诊断要点

1. 肘管是位于肱骨内上髁后方由尺神经沟和弓形韧带共同形成的骨纤维性管道,内有尺神经,各种原因导致的肘管内压力增加可压迫尺神经引起临床症状。可以是肘管内占位,如肿瘤、滑膜囊肿等,也可以是纤维骨性管道壁的增厚,如局部骨折、骨赘形成压迫等。或者局部滑膜的增生粘连压迫尺神经,如类风湿关节炎等。

2. MR 是诊断肘管综合征的关键,可见局部尺神经水肿、增粗,表现为 T2 稍高信号。发现神经卡压的原因,如肘管内占位性病变,骨赘等。可见尺神经支配肌肉水肿。后期表现为尺侧肌群的萎缩。

■ 鉴别诊断

其他导致尺神经卡压的病变,包括尺神经走形途经的各种卡压,可以是在颈肩部、腕管等,都可以导致尺神经支配权的感觉和运动异常,精确定位非常重要。临床体检、肌电图和影像在疾病诊断和定位、鉴别诊断中都很重要。

11．桡骨茎突狭窄性腱鞘炎

■ 病史

25岁，男性。左腕桡骨茎突处明显压痛，局部隆起、疼痛。

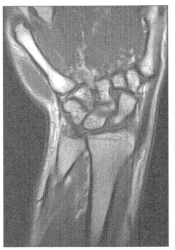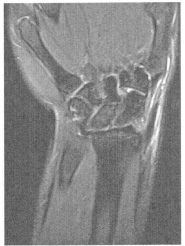

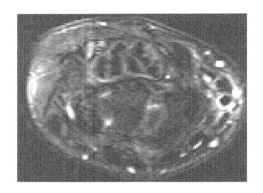

■ 影像学表现

左腕冠状位T1WI序列、T2WI FS冠状位序列和轴位T2WI FS序列见腕关节桡侧第一伸肌间室拇长展肌、拇短伸肌肌腱稍增厚，周围腱鞘有积液，局部软组织肿胀。

■ 影像学诊断

左腕桡骨茎突狭窄性腱鞘炎。

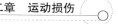

■ 诊断要点

1. 又称为 de Quervain 腱鞘炎,以中老年女性或者手工操作者常见。为常见慢性劳损疾病,拇指或手腕部桡侧活动频繁,使拇短伸肌和拇长展肌肌腱在桡骨茎突部纤维腱鞘内长期反复摩擦,导致该处肌腱与腱鞘产生无菌性炎症反应。

2. 临床表现局部肿胀、压痛,伴关节屈伸受限,女性发病率是男性的 5—8 倍,与女性生理结构有关,肌腱出鞘后折角较男性更大,更易反复摩擦造成损伤。

3. MR 特点是拇长展肌(abductor pollicis longus,APL)和拇短伸肌(extensor pollicis brevis, EPB)肌腱病变,表现为肌腱增粗,信号稍高。同时可见拇长展肌、拇短伸肌肌腱鞘积液。

■ 鉴别诊断

与腕关节桡侧其他疼痛导致的病变相鉴别,比如桡骨茎突撕脱骨折等,影像可以明确诊断。

12．前踝撞击综合征

■ 病史

　　49岁，男性。2年前不慎骑车摔倒，致右踝部受伤，后感右踝部酸痛不适，行走及长时间站立即感不适症状加重，并伴有行走时踝关节不稳症状。未予重视，不见好转。遂至当地医院行X线平片：未见明显骨折。当地医院嘱回家静养，行保守治疗。后患者仍感右踝部不适，行走时右踝部不稳症状加重。

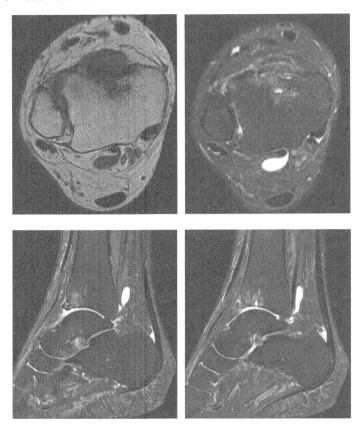

■ 影像学表现

　　轴位T1WI和T2WI FS，矢状位T2WI FS序列见右胫骨前部关节面下方骨髓水肿及囊变。胫骨前部骨赘形成。距骨颈局部骨性突起。

■ 影像学诊断

　　右前踝撞击综合征（Ⅳ度），又称足球踝。

■ 手术记录

取右踝前内,前外,跗骨窦入路,观察右踝,见踝关节内滑膜增生,胫骨前外方及距骨内侧骨赘增生,有撞击。距骨及胫骨软骨 4 度损伤,大小约 2 mm×3 mm。前距腓韧带、跟腓韧带张力尚可。清理增生滑膜,打磨骨赘,撞击消失。

■ 诊断要点

1. 前踝即踝关节前方中部,位于胫骨前下和距骨顶。1943 年,由 Morris 首先在足球运动员中发现,McMurray 将其命名为"athlete's ankle"及"footballers' ankle"。因前踝撞击多见于足球运动员,所以称为足球踝。临床表现为踝关节前方疼痛,背屈受限。

2. 病因:距骨和胫骨反复直接轻微损伤导致骨赘形成。胫距关节反复跖屈牵拉前方关节囊,形成胫距关节前方牵拉性骨赘;胫骨前方骨赘和距骨近端至颈部骨赘不一定出现症状。

3. 影像学特点:通常为骨性撞击。平片:胫骨前下缘与距骨颈部前上缘鸟嘴样骨刺形成。CT:显示骨赘更清晰,帮助术前评估。MR 诊断有特征性表现。包括胫骨前下缘和距骨骨赘,胫距关节前方因为撞击后出现的软骨缺损,局部骨髓水肿。前方关节囊的滑膜炎症,滑膜增生。

4. 前踝撞击的分度有 4 度。Ⅰ度:骨刺大小≤3 mm,主要为滑膜性撞击;Ⅱ度:骨软骨反应性骨赘>3 mm;Ⅲ度:严重的外生骨赘,同时在距骨背侧可见继发性骨赘;Ⅳ度:距骨和胫骨关节合并骨性关节炎改变。

■ 鉴别诊断

踝关节前方疼痛原因,包括距腓前韧带损伤、OCD 等,影像检查尤其是 MR 有助于准确诊断。

13．网球肘

■ 病史

39 岁,男性。右肘关节外上方疼痛不适数月。

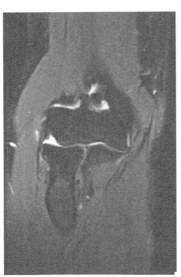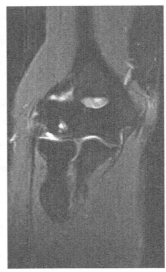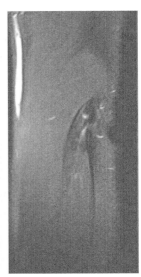

■ 影像学表现

冠状位 T2WI FS 和矢状位 T2WI FS 扫描序列显示右肘伸肌总腱肱骨外上髁附着处增粗,局部信号中等度增高改变。肱骨外上髁未见明确异常。

■ 影像学诊断

右肘肱骨外上髁炎。又称网球肘。

■ 诊断要点

1. 伸肌总腱肌腱病,又称肱骨外上髁炎或者网球肘,是伸肌总腱尤其是桡侧腕短伸肌的肌腱退变、慢性劳损。

2. 网球、羽毛球运动员较常见,尤其是非职业网球运动员,发病率为 1/3,所以称为网球肘。其他如家庭主妇、砖瓦工、木工等长期反复用力做肘部活动者,也易患此病。

3. 临床表现为肘关节外侧前臂伸肌起点处肌腱发炎、疼痛。用力抓握或提举物体时感到患部疼痛。

4. 影像学检查:MR 具有非常好的诊断价值。表现为伸肌总腱增厚及信号改变。单纯肌腱退变显示为肌腱增厚及信号中等的增高,如果出现部分或者完全撕裂则表现为水样信号影位于撕裂处。可合并肱骨外上髁肌腱附着处的骨髓水肿,甚至慢性囊变。

5. 根据 MR 特点分为轻、中、重三度,轻度:仅表现肌腱增粗或轻度部分撕裂(<20%),单纯肌腱增粗在 T1WI 和 T2WI 上均为中等信号,当伴有轻度部分撕裂时,表现为少许增粗的肌腱腱内夹杂少许条状 T2 高信号;中度:表现为肌腱中度部分撕裂(20%—80%),不超过肌腱全层,伴有肌腱变薄;重度:表现为肌腱重度或全层撕裂(>80%),肌腱与其外上髁区的起点间出现液体信号间隙。有时可合并伸肌的损伤,表现为 T2 高信号。

6. 可合并其他异常:肱骨外上髁附着处骨髓水肿;邻近伸肌肿胀;邻近外侧副韧带损伤;顽固性网球肘可见肌腱内高密度钙化影。

鉴别诊断

其他导致肘关节外侧疼痛的病变,包括先天性肘关节滑膜皱襞、肘关节肱骨小头 OCD、肱桡关节骨性关节炎、肘关节后外侧不稳等,影像检查可以帮助明确诊断。

14. 尺骨鹰嘴皮下滑囊炎

■ 病史

69 岁,男性。发现右肘后包块 1 个月。

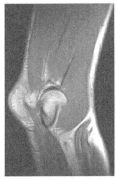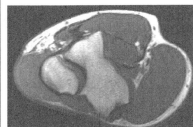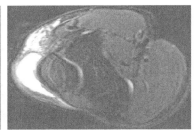

■ 影像学表现

矢状位质子像显示尺骨鹰嘴后方皮下包块影,边界清晰,病灶呈稍高信号。轴位 T1WI 和 T2WI FS 显示肿块呈均匀信号,T1WI 呈低信号,T2WI FS 呈明显高信号。尺骨鹰嘴骨质信号未见异常。

■ 影像学诊断

右肘尺骨鹰嘴皮下滑囊炎。

■ 诊断要点

1. 尺骨鹰嘴皮下滑囊炎属于表浅滑囊炎。病因可能是慢性损伤。又称为矿工肘或学生肘,是肘后部反复摩擦牵拉导致的慢性损伤性病变。也可继发系统性疾病,如 RA、痛风和 CPPD。

2. 影像学特点:超声显示液体和实性肿块混合,内部血流增加。MR 有明确诊断的价值,包括鹰嘴皮下滑囊因急慢性出血导致内部信号不均质,可伴有游离体。局部皮下及蜂窝织炎,尺骨鹰嘴有时可合并骨髓水肿。

■ 鉴别诊断

肘后部疼痛相关病变,包括尺骨鹰嘴撕脱骨折、肱三头肌腱肌腱病等,通过影像检查可以明确鉴别诊断。

15．鹅足滑囊炎

■ 病史

44 岁，女性。左膝关节内侧肿物，活动度差。

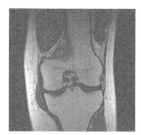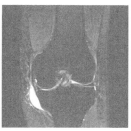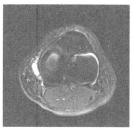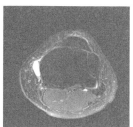

■ 影像学表现

左膝 MR 冠状位 T1WI，T2WI FS，轴位 T2WI FS 扫描显示膝关节内侧囊性病变，呈长 T1 明显长 T2 改变，病灶境界清晰，位于内侧副韧带表面。

■ 影像学诊断

左膝内侧鹅足滑囊炎。

■ 诊断要点

1. 鹅足滑囊位于缝匠肌、股薄肌及半腱肌的联合腱止点与胫骨内侧副韧带之间，由于三个肌腱有致密的纤维膜相连，形似鹅足。正常时 MR 不显示该滑囊。因为局部经常的反复小创伤，例如骑马等，导致鹅足肌腱与内侧副韧带之间水样信号，可有滑囊增厚。

2. MR 诊断要点定位。滑囊位于膝关节内侧副韧带的表面。滑囊炎显示为局部囊性病变、边界清晰的肿块样病灶。内部信号呈水样，有时因滑囊增厚出现壁增厚改变。

■ 鉴别诊断

内侧副韧带滑囊炎：位置靠近但不同，准确定位帮助准确诊断非常重要。内侧副韧带滑囊位于内侧副韧带浅层和深层之间。出现滑囊炎后病灶的定位是在内侧副韧带的深部囊性病变。而鹅足滑囊炎位于内侧副韧带的表面或者外侧。

16. 坐骨结节滑囊炎

■ 病史

33 岁,男性。反复腰臀部疼痛数年。坐位时明显。

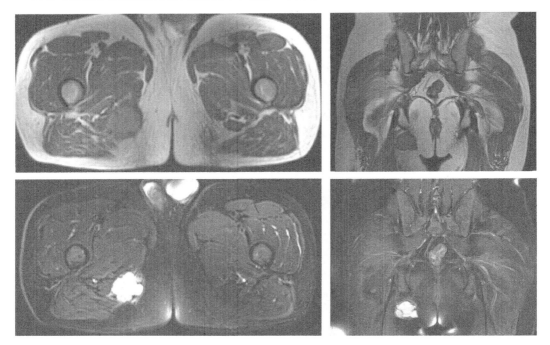

■ 影像学表现

骨盆 MR 轴位 T1WI、T2WI FS 以及冠状位 T1WI,T2WI FS 扫描见右侧坐骨结节旁囊性病变,呈长 T1 明显长 T2 改变。病灶境界清晰,内有小的分隔。病灶周围软组织少许水肿改变。邻近骨性结构未见异常。

■ 影像学诊断

右侧坐骨结节滑囊炎。

■ 诊断要点

1. 坐骨结节滑囊位于臀大肌和坐骨结节之间,该滑囊受反复摩擦和压迫可导致炎症,滑膜水肿增厚,滑液增多,形成滑囊炎。又称为编织者臀。见于长期坐位工作者或者运动员(赛艇)、长期卧床患者。也可继发性见于痛风、炎症性关节病、SLE 患者等。

2. 临床出现臀部疼痛,坐位时明显,可因为压迫坐骨神经或大腿后部皮神经出现大腿后放射性疼痛。

3. 影像学特点:MR 具有特征性。皮下和坐骨结节间囊性占位性病变,呈长 T1 长 T2 信号,可均质也可不均质,后者可能是合并出血。囊壁可增厚,肿块内有分隔,且囊壁和分隔可强化,囊肿周围软组织肿胀。

■ 鉴别诊断

臀部疼痛其他病变:坐骨结节骨软骨病,儿童和青少年多见,是二次骨化中心的缺血坏死;坐骨股骨撞击综合征,是股方肌卡压导致的改变,影像检查都可以帮助明确诊断和鉴别诊断。

17. 股骨内侧髁机能不全骨折

■ **病史**

81岁,女性。主诉右膝关节疼痛伴活动障碍1年,加重1个月。现病史:患者1年前右膝关节疼痛,活动后加重,休息后缓解,右膝关节稍肿胀,内侧间隙压痛,关节活动轻度受限。

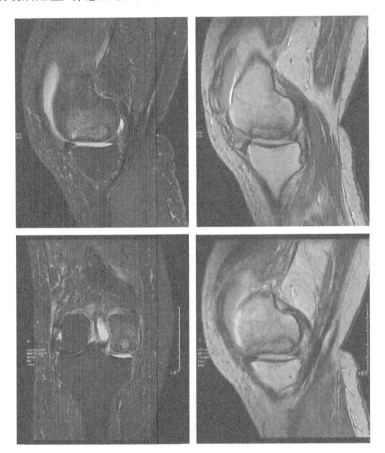

■ **影像学表现**

右膝股骨内侧髁软骨下骨囊变,骨髓水肿,局部骨塌陷、扁平。关节软骨欠光整。

■ **影像学诊断**

右膝股骨内侧髁机能不全骨折(subchondral insufficiency fracture,SIF)。

■ 诊断要点

1. 膝关节软骨下机能不全骨折多见于老年人。既往被称为自发性骨软骨缺血坏死 (SONK)。后病理发现与缺血坏死无关,而是骨的损伤和慢性修复。所以改称为机能不全骨折(SIF)。患者多有慢性损伤负重史、激素治疗史或酗酒史等。

2. 病灶常发生于关节持重面。因骨髓水肿表现为 T1 低信号,T2 高信号,可见低信号骨折线是诊断该病的关键。

3. MR 表现分为 4 期。1 期:单纯软骨下骨骨髓水肿。2 期:软骨下骨髓水肿及软骨下见骨折线。3 期:除 2 期表现外,可见软骨下囊变。4 期:除 3 期表现外,出现软骨下塌陷。本病例属于 4 期。

■ 鉴别诊断

与 OCD 相鉴别。OCD 多见于年轻人,尤其男性、喜爱运动者。有一定的外伤史。发生部位为关节非负重面。

18. 髌前皮下滑囊炎

■ 病史

39岁,男性。有外伤史,膝前痛。

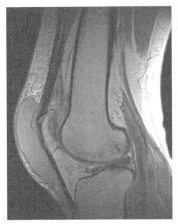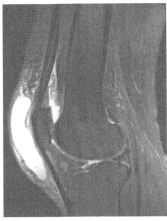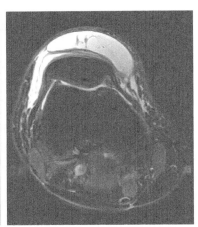

■ 影像学表现

右膝髌骨前方皮下占位性病灶,呈长T1明显T2信号改变。病灶内部见小的低信号分隔。病灶呈较均匀的水样信号特点。肿块周围软组织有少许水肿。髌骨未见明确异常。

■ 影像学诊断

右膝髌前皮下滑囊炎。

■ 诊断要点

1. 髌前滑囊因急性或者反复慢性损伤导致炎症,局部液体积聚,滑膜炎以及滑囊壁增厚导致膝前痛和肿胀。

2. 常见原因是局部机械性反复使用,常被称为housemaid's膝或者clergyman's膝。以及一些其他需要久跪的工作。中老年多见,年轻人如摔跤运动员及足球边裁等常对膝前有剪切应力的动作;非机械性原因如使用激素、炎性关节病、痛风、感染等。

3. MR特点:髌前滑囊形成软组织肿块,边界尚清晰,周围软组织可水肿。髌前滑囊壁增厚,纤维化,髌前滑囊积液,呈长T1、长T2改变,信号可均质,也可不均质,因碎片或者合并出血,因出血可见液-液平面。

鉴别诊断

其他导致膝前痛的病变,包括痛风、髌骨占位性病变、髌骨骨折、先天性发育异常等,影像检查有助于帮助诊断。

19. 剥脱性骨软骨炎

■ 病史

10岁,男性。左膝关节疼痛2个月,无外伤史。

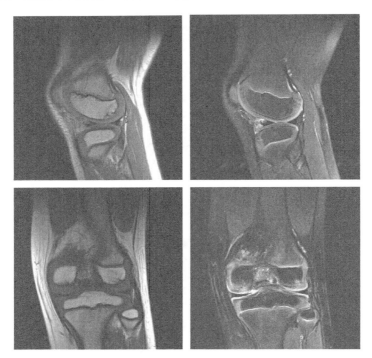

■ 影像学表现

左膝股骨外侧髁后部软骨下骨囊变,水肿。局部关节软骨尚可。

■ 影像学诊断

左膝股骨外侧髁骨软骨炎。

■ 诊断要点

1. 剥脱性骨软骨炎发病率为0.01%—0.06%。膝关节发生率为75%,其中股骨内侧髁占85%。

2. 好发年龄:高峰年龄是10—13岁,一般小于10岁和大于50岁以上很少发病。男女发病率为5:3。

3. 病因：创伤学说，多数学者支持，好发于运动员或活动量大的人群。另外一种学说是内分泌及遗传因素学说：在运动量不大且无经常遭受外伤的人群中也可发生本病，但目前文献仅少数个案报道。

4. 病理分级分为 4 级。Ⅰ级：关节软骨软化，软骨下骨骨髓水肿，但关节面尚光整；Ⅱ级：骨软骨部分分离，部分与周围骨相连；Ⅲ级：骨软骨分离，但还位于火山口缺损内；Ⅳ级：骨软骨分离脱落合并游离体形成。Ⅰ—Ⅱ级为稳定性病变，Ⅲ—Ⅳ级为不稳定性病变。

5. X 线平片/CT 早期诊断价值有限，不能分期。典型表现为局限性软骨下骨骨质硬化。完全剥脱或移位者，在股骨髁可见透亮缺损区，关节腔内可见游离体。

6. MR 可用于早期诊断和分期。表现为软骨下骨骨髓水肿，软骨部分或完全缺损。可判断是否稳定。不稳定剥脱特征是显示软骨下骨水样信号影分离游离骨和正常结构。

7. MR 分期。Ⅰ级：软骨下类圆形病灶，T1WI 呈较低信号，关节软骨完整，病灶周围可见低信号环绕。Ⅱ级：病变骨组织及表面软骨与骨床部分分离。Ⅲ级：破碎骨块完全与骨床分离，并被长 T2 信号带（液体信号）所包绕，提示骨片不稳定。Ⅳ级：坏死骨软骨碎片脱落形成关节内游离体，原部位出现骨缺损，局部骨髓水肿。

■ 鉴别诊断

SIF：见同章节病例 18。

20．梨状肌综合征

■ 病史

90 岁，男性。左下肢疼痛 2 年。

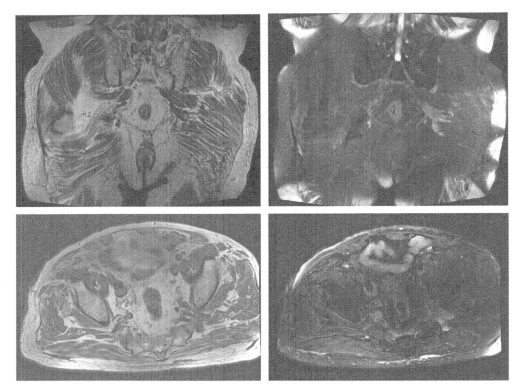

■ 影像学表现

左侧梨状肌出口处见条状异常信号影，呈长 T1、长 T2 改变。左侧坐骨神经受压推移改变。

■ 影像学诊断

左侧梨状肌综合征（piriformis muscle syndrome，PMS）。左侧静脉曲张所致。

■ 诊断要点

1. 1928 年 Yeoman 首次报道梨状肌综合征。是梨状肌病变导致的坐骨神经卡压，6％ 是出现下腰痛的原因。临床表现单侧臀部疼痛及感觉异常。伴有或者不伴有大腿放射痛。

臀部疼痛从骶骨至股骨大结节。体检梨状肌及盆壁外侧挤压实验时诱发疼痛。

2. 原因很多,可以是梨状肌或者坐骨神经解剖异常,如坐骨神经梨状肌内穿行;梨状肌肥大,发育异常;骨盆或者臀部创伤后改变;梨状肌肌炎或者是梨状肌或坐骨神经占位性病变所致。

3. 影像学特点:MR 表现为梨状肌形态和信号异常。包括梨状肌增大,附属肌肉;梨状肌水肿、出血或萎缩。另外出现坐骨神经异常:神经增粗,信号异常,坐骨神经占位等。发现梨状肌区域的占位性病变。

鉴别诊断

其他原因导致的坐骨神经性疼痛,如腰骶椎源性,椎间盘突出所致;坐骨股骨撞击综合征所致的坐骨神经卡压等,影像检查可以帮助进行诊断和鉴别诊断。

21. 肩胛上神经卡压

■ 病史

33岁,男性。右肩痛近半年。

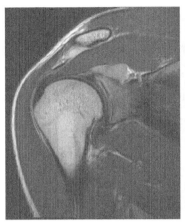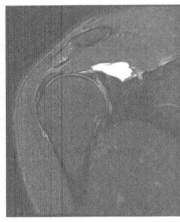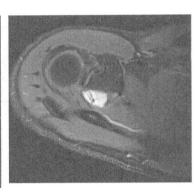

■ 影像学表现

右肩胛骨冈上方囊性病变,位置相当于冈上切迹处,冈上肌下方。边界清晰,呈长 T1、长 T2 改变。邻近肌肉未见明确萎缩改变。

■ 影像学诊断

右肩胛上神经卡压,肩胛上腱鞘囊肿所致。

■ 诊断要点

1. 肩胛上神经起自臂丛。位于肩胛上切迹,肩胛横韧带下方,呈前后走向。肩胛上神经支配冈上肌和冈下肌。位于肩胛横韧带下方,容易因肩胛上切迹病变导致神经卡压,神经卡压导致去神经化,感觉和运动出现异常。运动主要是支配冈上肌及冈下肌,导致肌肉异常改变。感觉则表现为盂肱关节和肩锁关节疼痛。

2. 卡压原因可以是牵拉伤、横韧带异常、骨折或占位病变。腱鞘囊肿及盂旁囊肿最常见,其他见脂肪瘤或者纤维化。盂上切迹卡压,同时累及冈上肌及冈下肌,出现肌肉水肿、萎缩或者脂肪化。冈盂切迹卡压则主要引起冈下肌异常。

3. 诊断要点:MR 有非常重要的诊断价值,冈上切迹占位性病变最常见腱鞘囊肿。

同时观察冈上肌及冈下肌是否有水肿、脂肪浸润或者脂肪化、肌肉萎缩等去神经支配征象。

■ 鉴别诊断

其他引起肩痛的原因，包括粘连性关节囊炎、肩关节撞击综合症、肩袖撕裂等，MR 可以帮助判断和鉴别诊断。

22. 血友病性关节炎

■ 病史

13岁,男性。左膝关节外伤史,左膝肿痛。

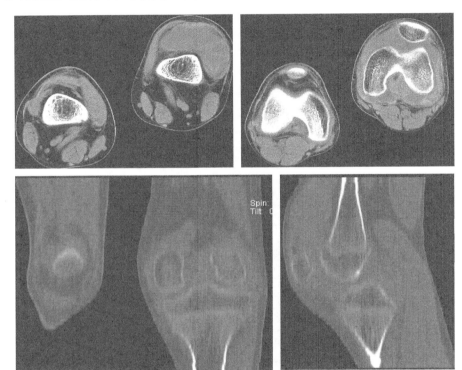

■ 影像学表现

CT轴位软组织窗和冠状位、矢状位重建骨窗位显示左膝关节明显肿胀,关节腔内积液,密度不均匀。骨窗显示左膝构成骨骨密度减低。

■ 影像学诊断

左膝血友病性关节炎。

■ 诊断要点

1. 血友病性关节炎是滑膜性关节反复出血导致的关节继发性改变。膝关节最常见,可累及踝关节、肘关节和肩关节。两侧受累常见。

2. 10—20 岁最常见。出血特点是倾向同一关节反复发生,导致滑膜增生,慢性炎症改变,纤维化及滑膜含铁血黄素沉积。

3. 影像学特点:分为急性期、亚急性期和慢性含铁血黄素沉积期。出现关节积血(关节渗出),滑膜炎症和充血;导致骨质疏松和骨骺过度生长。软骨及软骨下侵蚀、吸收,形成骨侵蚀和囊肿。软骨侵蚀、裸露,导致关节间隙变窄。骨内和骨膜下出血,形成假肿瘤征象。骨增生改变,形成骨硬化和骨赘。股骨髁间窝增宽,股骨髁扁平,髌骨方形改变。有膝关节慢性出血的典型表现。MR 显示增厚滑膜在所有序列均呈低信号改变,含铁血黄素沉积导致的磁敏感效应,关节内缺损显示信号多样化。水样信号(T2WI 呈高信号),软组织信号(中等度信号)或者滑膜组织内有含铁血黄素样信号。

鉴别诊断

关节滑膜其他病变:如色素沉着结节性滑膜炎,可以表现为含铁血黄素沉积后导致的低信号特点,不同之处在于该病以实性肿块为主,散在分布低信号含铁血黄素。同时不会出现骨质疏松、儿童骨过度增生和生长改变、骨骼形态的异常等。

23. 股骨头一过性骨髓水肿综合征

■ 病史

　　46岁，男性。左髋关节疼痛数周。来医院第一次检查后随访1年再次复查。疼痛症状减轻。

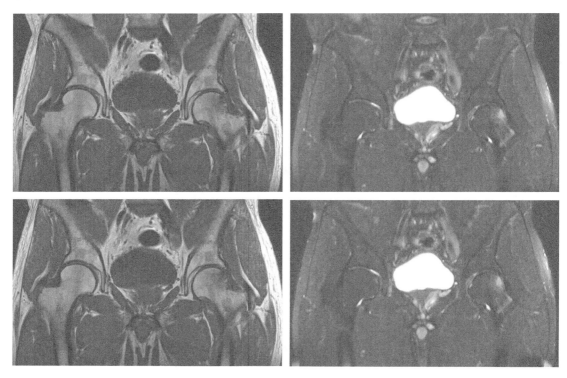

2015 - 09 - 11

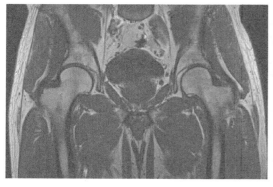
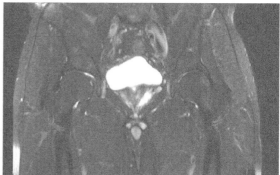

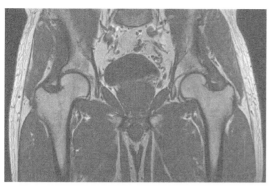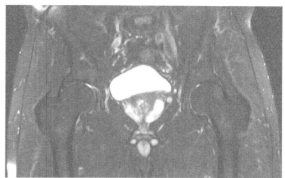

2016 - 04 - 22

■ 影像学表现

2015 年骨盆 MR 检查显示左侧股骨头颈骨髓水肿改变,分布范围以股骨头颈部外侧为主,无明确边界。2016 年骨盆 MR 复查显示左侧股骨头颈骨髓水肿病灶已经基本消失。

■ 影像学诊断

左侧股骨头一过性骨髓水肿综合征(transient bone marrow edema syndrome,TBMES)。

■ 诊断要点

1. 多发于中青年男性或孕妇。临床表现为患髋关节周围疼痛及因疼痛引起跛行步态,负重时疼痛加重,关节内收、外展及旋转活动轻度受限。

2. 病程多为 6—12 个月,症状可逐渐缓解,直至恢复正常,是一种自限性疾病,一般只涉及一个关节,但约 46% 的患者存在复发可能。同时影响到双侧髋关节者极少见。

3. 影像学特点:早期时 X 线平片上无特异性改变。病程进行到 4—8 周时,平片可显示股骨头和颈部弥漫性骨质疏松症,关节间隙正常,整个病程中不会出现骨的侵蚀性改变或股骨头塌陷。MR 能够早期发现,在症状出现 48 h 内即可有阳性发现,表现为弥漫性骨髓水肿,边界不清,范围较大,异常信号区可累及股骨头、股骨颈、股骨干上段,常伴有关节积液。随访多于 6—12 个月内骨髓水肿消失。髋关节痛的原因是骨髓水肿导致的骨内压力增加。而水肿消失,疼痛症状也会随之好转。

■ 鉴别诊断

其他原因导致的股骨头骨髓水肿:如股骨头缺血坏死,可以出现股骨头颈部的骨髓水肿,与临床疼痛症状亦有明显相关性。但是同时可见缺血坏死征象,如双线征等;股骨头软骨母细胞瘤,肿瘤周围水肿也非常明显,但同时可见骨质破坏,破坏区内见软骨性钙化。

24．肋骨应力性骨折

病史

71岁,女性。乳腺癌术后2年,左侧肋骨疼痛。有放疗史。骨扫描有局部放射学浓聚,有外伤史。

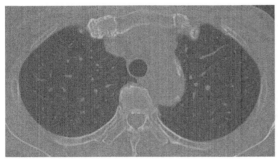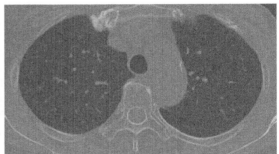

2015 - 08 - 31　外伤2周后

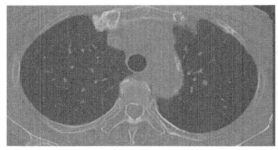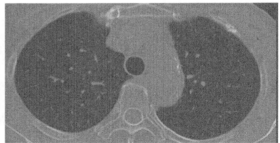

2015 - 11 - 16

影像学表现

2015年8月胸部CT显示左侧第三前肋骨质不连续。少许骨痂形成,未见明确骨破坏。2015年11月胸部CT显示局部骨痂形成更明显,骨折线尚可见。

影像学诊断

左侧第三前肋应力性骨折。

诊断要点

1. 放疗后导致骨改变。骨量减少或者去矿物质化,放疗后12个月出现,可加重,可见小囊变区,可能会误诊转移。

2. 好发部位为放疗期间照光区。常表现为自发性骨折。颈胸部:肋骨,锁骨及肩胛骨。肋骨发生率1.8%,合并化疗时发生率增加。另外可见于盆腔:骨盆,椎体及骶骨。放疗后还可以导致骨坏死和骨吸收。

3. 乳腺癌放疗后常出现肋骨应力性损伤,可以没有明确外伤史,轻微碰触或者怀抱小孩后导致。患者可以有隐隐的疼痛,也可以偶然发现。骨扫描检查常常显示局部高摄取,原因是局部炎性反应后代谢增加,容易误诊为骨转移。

鉴别诊断

骨转移:骨扫描均可显示高摄取,但是CT检查两者表现完全不同。转移表现为骨破坏,而应力性损伤常表现为局部骨密度增加,因骨痂形成所致,骨折线的发现有助于诊断,但有时显示不清,另外应力性损伤局部也可以出现小的囊变,需注意鉴别。

25．尺侧腕伸肌腱病伴腱鞘炎

■ 病史

　　45岁,女性。左腕部肿4个月,局部肿胀,时有疼痛。体格检查:压痛,活动受限。

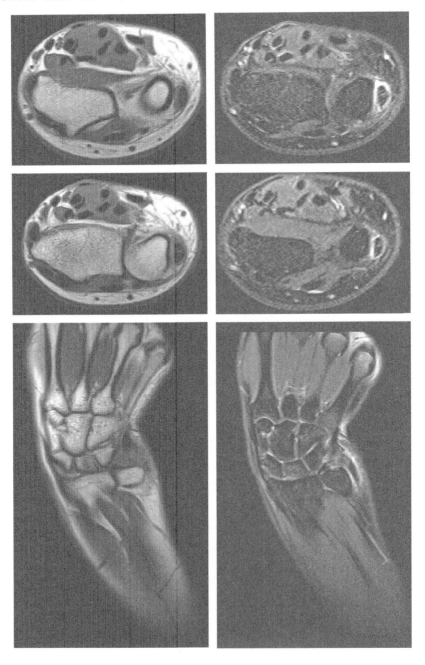

■ 影像学表现

左腕关节 MR 检查显示左腕尺侧腕伸肌腱腕关节平面局部增粗,信号中等度增高改变,肌腱周围腱鞘有积液。

■ 影像学诊断

左腕尺侧腕伸肌腱病伴腱鞘炎。

■ 诊断要点

1. 尺侧腕伸肌腱属于第六伸肌间室。起自肱骨外上髁和尺骨背侧,附着于第五掌骨基底部背侧,伸腕和内收作用。

2. 尺侧腕伸肌及上肢第二好发肌腱病和腱鞘炎。因反复轻微外伤导致,尤其是反复尺侧偏屈导致肌腱病和腱鞘炎。是引起临床尺侧痛的一个重要原因。

3. MR 是诊断的重要手段,显示肌腱增粗,不规则,信号中等度增高。肌腱周围水样信号包绕,提示腱鞘炎。

■ 鉴别诊断

其他导致尺侧痛的原因包括 TFCC 损伤、尺骨撞击综合征、尺骨茎突撞击综合征等,MR 有助于疾病的诊断和鉴别诊断。

26．坐骨结节骨软骨炎

■ 病史

14 岁，男性。左侧臀部疼痛数月。

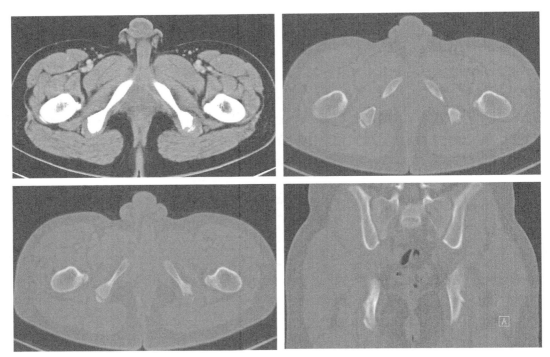

■ 影像学表现

骨盆 CT 横断位软组织窗、骨窗及冠状位重建骨窗显示左侧坐骨结节骨骺形态不规则，碎裂。干骺端局部骨硬化改变。

■ 影像学诊断

左侧坐骨结节骨软骨炎。

■ 诊断要点

1. 坐骨结节骨骺是最薄弱的结构，年轻人如长期喜欢运动，如健美、球类运动等，慢性牵拉及张力作用骨骺/骨突刺激软骨细胞增生、肥大、炎性改变，产生类似损伤的特点。

2. 骨软骨炎在肌腱附着处常见。坐骨结节骨软骨炎是腘绳肌腱牵拉损伤所致。

3. 影像学特点：平片显示坐骨结节骨骺增宽，不规则，有骨碎片段。MR 可进一步评估邻近骨骼的骨髓水肿。软骨"舌样"深入干骺端，骨骺提前愈合后出现骨桥等。

鉴别诊断

其他导致坐骨结节疼痛的原因，包括坐骨结节滑囊炎、坐骨结节骺软骨急性损伤等，MR有助于疾病诊断。

27．一过性髌股关节脱位-复位

■ 病史

29 岁,男性。左膝关节外伤1月余。

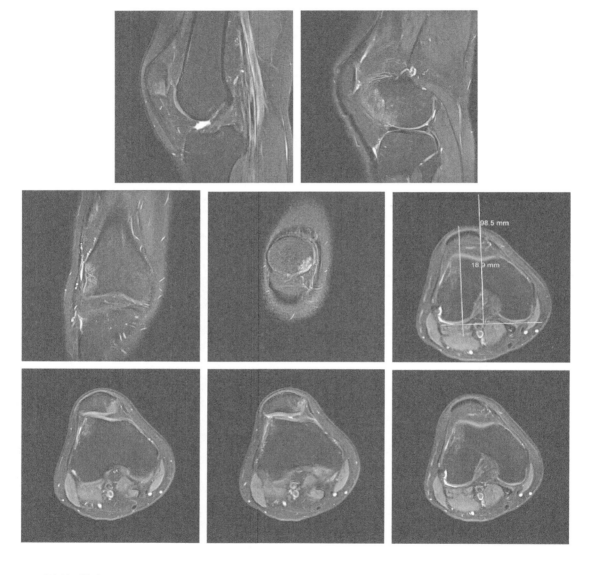

■ 影像学表现

左膝 MR 检查显示髌骨内侧关节面软骨及软骨下骨损伤,软骨下骨骨髓水肿,局部软骨显示不清。同时见股骨外侧髁关节面下方骨髓水肿改变。TT - TG 距离为 18.9 mm。

■ 影像学诊断

左膝髌股关节一过性脱位-复位导致对吻骨挫伤(kiss-contusion)。

■ 诊断要点

1. 髌股关节功能紊乱又称髌骨不稳,是髌骨先天轨迹异常或者髌股关节解剖异常,导致关节受伤后出现反复一过性脱位复位改变。

2. 股骨滑车发育不良常见原因。有四种类型:Type A:滑车浅;Type B:滑车扁平或者突起;Type C:滑车不对称,外侧隆起,内侧发育不良;Type D:滑车不对称,垂直关节面,呈陡峭改变。

3. TT－TG 距离＝胫骨结节-股骨滑车沟距离,因胫骨过度外旋导致距离增宽。胫骨结节-股骨滑车沟距离>15 mm。

4. 髌骨一过性脱位影像特点:股骨滑车发育异常;TT－TG 距离增大;对吻骨挫伤,即股骨外侧髁和髌骨内侧关节面骨髓水肿;髌软骨内侧关节面损伤,甚至剥脱形成游离体;髌股关节可不稳、半脱位或者位置良好。

■ 鉴别诊断

急性创伤导致的髌骨脱位:股骨髁发育正常,无胫骨结节外旋,无反复脱位病史等。

28. 尺骨撞击综合征

■ 病史

46 岁,男性。右腕关节尺侧痛数月。

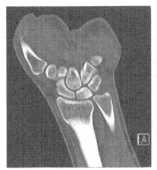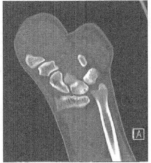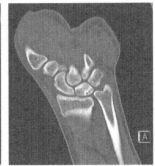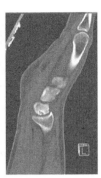

■ 影像学表现

右腕关节 CT 冠状位和矢状位重建图像显示月骨偏尺侧增生硬化、囊变。尺骨阳性征。

■ 影像学诊断

右腕尺骨撞击综合征(ulnar impaction syndrome,UIS),关节尺骨阳性征所致。

■ 诊断要点

1. 尺骨头与三角纤维软骨复合体(TFCC)、月骨或三角骨发生慢性撞击,或过度应力持续作用于尺腕关节面而引起尺侧腕部疼痛及功能障碍的一组综合征。与尺侧腕关节应力分布增加直接相关。

2. 尺骨阳性变异常见原因之一,使原来桡骨和尺骨按正常比例分担的腕部力量过分集中到尺骨上。如运动时发生撞击。

3. 尺骨变异测量方法:标准后前位平片测量,采用 Gelberman 平行线法:尺骨头关节面的平行线与乙状切迹最远端关节面的平行线之间的位置距离差。尺骨头长于桡骨为阳性变异;尺骨头短于桡骨为阴性变异;两者相等为中性变异。

4. 影像学特点:平片显示尺骨阳性变异;尺骨头、月骨近端尺侧、三角骨近端桡侧软骨下骨质硬化、囊变。MR 发现尺骨、月骨或三角骨骨髓水肿,进展期月骨内可见囊性改变,尺侧关节面软骨下低信号硬化边,TFCC 可合并损伤。

■ 鉴别诊断

1. 尺骨茎突撞击综合征:尺骨茎突过长所致,撞击导致的是三角骨和尺骨骨髓水肿、囊变,月骨不受影响,同时可见 TFCC 损伤。

2. 单纯 TFCC 损伤:无尺骨阳性征;无尺骨、三角骨异常改变。单纯 TFCC 损伤特点。

29．半月板根部撕裂

■ 病史

63岁,女性。左膝内侧疼痛不适数月。

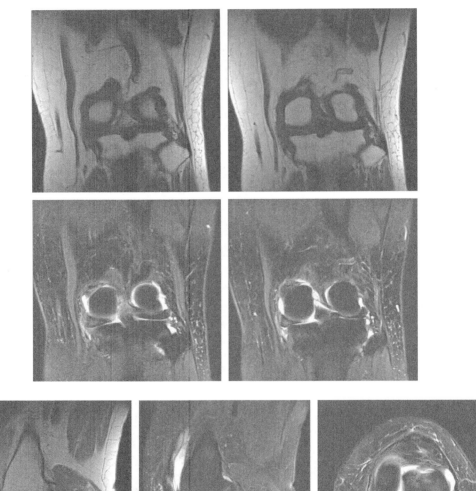

■ 影像学表现

左膝关节MR检查,冠状位显示左侧内侧髁间窝出半月板局部信号增高,半月板向外突出改变。矢状位显示半月板后角局部缺如,轴位显示后角根部高信号改变。

影像学诊断

左膝内侧半月板后角根部撕裂,内侧半月板突出。

诊断要点

1. 半月板根部解剖:半月板前后角根部韧带锚定胫骨平台,稳定半月板前后角和体部,维持膝关节稳定性。内侧半月板后角根部韧带抵抗胫骨外旋以及因侧向平移导致的内翻。根部撕裂,导致半月板功能减退,影响膝关节胫股关节软骨缺损,进一步出现骨性关节炎。临床无特征性改变,影像诊断很重要。

2. 影像学特点:平片无特异性。在 K-L 显示 3—4 级严重骨性关节炎,伴有膝关节内翻超过 5 度要怀疑根部撕裂可能,确诊需进一步 MR 检查。MR 诊断根部撕裂敏感性(86%—90%),特异性(94%—95%),两者均很高。直接征象包括:轴位半月板根部放射状缺损,冠状位见半月板内侧裂隙征,矢状位显示鬼影征或者三角形截断。间接征象包括:半月板旁囊肿;半月板突出,即超过胫骨平台 3 mm(除外骨赘的测量);软骨下线样骨髓水肿。

鉴别诊断

半月板根部撕裂容易漏诊。观察关键点是冠状位图像,看到半月板突出要高度怀疑根部撕裂可能。

30．骶骨机能不全骨折

■ 病史

55岁,女性。主诉腰骶部疼痛伴下肢麻木4月余。既往史:双侧胫骨平台骨折内固定术后。个人史:51岁绝经。

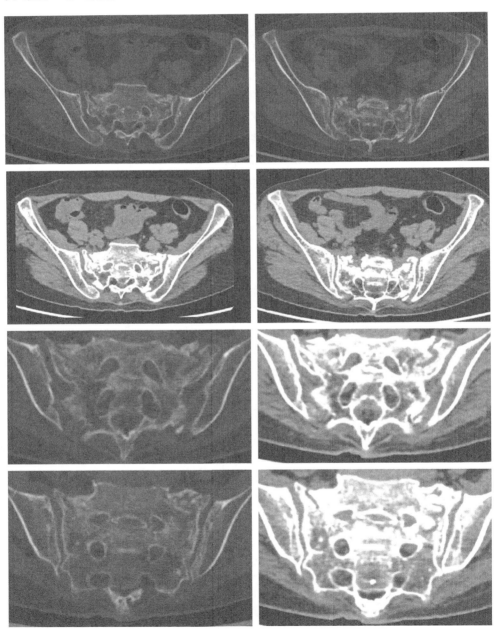

■ 影像学表现

骶尾骨 CT 横断位、冠状位重建骨窗和软组织窗显示骶骨两侧及中央体部多发低密度骨折线,两侧对称性分布,骨折线周围有少许硬化特点。

■ 影像学诊断

骶骨两侧机能不全骨折(sacral insufficiency fracture,SIF)。

■ 诊断要点

1. 骶骨机能不全骨折是应力性骨折的一种,是正常外力作用于薄弱骨质的结果。发病率为 0.14%—1.8%,好发于 60—80 岁,老年女性多见。

2. 原因很多,原发性包括骨质疏松、骨软化等。继发性可以因为盆腔放疗、类风湿性关节炎、长期使用皮质激素、库欣综合征、甲旁亢等导致。

3. 临床最常见的表现是非特异性臀部、腰骶部、髋部疼痛,活动后加重,休息后缓解,放射至大腿或腹股沟。诊断 SIF 的平均时间为症状出现后 2 个月。

4. 影像学特点:X 线平片通常为首检。约 1/2 未见明显异常。典型表现为骨质减少,骨皮质断裂,很少看到明确的透亮骨折线。骶骨翼垂直硬化带(57%):症状发作后数周至数月的骨折愈合。CT 更常规、准确、有效、特异。多呈双侧对称性,也可单侧。可见微小骨皮质断裂,或者明显的骨折线,冠状位呈 H 形或 Honda 征(40%)。硬化带或不规则区见于骨折愈合期。见真空现象:骨折或骶髂关节内气体。MRI 敏感性最高,可显示细微骨折。早期无骨折线的骨挫伤,即骨髓水肿。见骨折线,多为双侧对称性,也可为单侧,构成 H 形或 Honda 征(冠状位),如本例所见。增强扫描见骨折线表现为线性低信号,周围为强化的骨髓水肿。核素骨扫描(Tc - 99m MDP)敏感性高,但特异性欠佳。表现为双侧或单侧核素摄取,可构成 H 形或 Honda 征(19%—62%)。

■ 鉴别诊断

骨肿瘤,尤其是转移性骨肿瘤,两者容易误诊。很多机能不全骨折是因为肿瘤放疗后导致骨质量的减低,同位素扫描常显示骨的高摄取,与转移性肿瘤很相似。见到明显的骨折线、骨硬化或者骨髓水肿而无明确边界,是鉴别诊断的要点。

31. 踝管综合征

■ 病史

40岁,男性。右内踝肿块伴足小趾麻木1月余。体检右内踝处有一大小约7.7 mm×6.6 mm大小肿块,质硬,边缘光滑,不可推动,触之感右足小趾麻木明显。

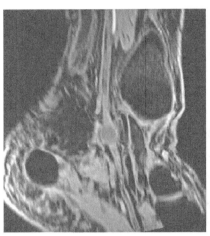
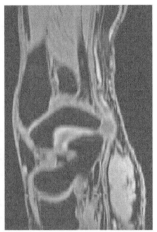

■ 影像学表现

MR 3D-VIBE序列对神经及病灶的显示,右踝内侧病灶呈囊性改变,边界清晰,内部信号均匀,足底外侧神经受压向内侧推移改变,而神经本身未出现增粗梭形改变,信号亦未见明显增高改变。

■ 影像学诊断

右侧踝管综合征。

■ 手术及病理诊断

手术:肿块呈淡黄色质囊性组织,有包膜。病理诊断符合腱鞘囊肿。

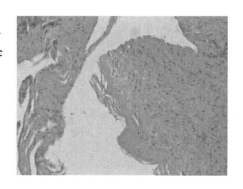

■ 诊断要点

1. 踝管位于足踝内侧,有边界的纤维骨性管道。表面为屈肌支持带,深部是距骨和跟骨内侧面。踝管内容是胫后神经和三根肌腱(胫骨后肌腱、趾长屈肌腱和踇长屈肌腱),以及胫后动静脉。

2. 踝管综合征可因内在或外在原因导致踝管内压力增加,踝管内胫后神经受压。内因包括副肌,腱鞘囊肿,神经源性肿瘤,静脉曲张,脂肪瘤,滑膜增生及瘢痕组织。外因包括足畸形,肌肉充血肿胀,副骨(三角骨),某些运动中过度跖屈。以上情况会导致踝管内压力增加,从而压迫胫后神经,出现足踝内侧症状。表现为足和脚趾足底位置疼痛和感觉异常,常单侧。胫后神经及分支走行位置产生压迫。或者是内侧跟骨神经,外侧和内侧足底神经分支神经压迫后出现症状。

3. MR 是最好的诊断方法,可以发现神经卡压的原因,比如病例踝管内滑膜囊肿。另外是显示胫后神经的信号和形态异常,神经信号增高,神经增粗推压移位等。

■ 鉴别诊断

其他原因导致的足踝内侧疼痛,如踝关节内侧撞击综合征、内侧副韧带损伤、副舟骨痛综合征等,MR 可以帮助诊断和鉴别诊断。

32. 腕管综合征

病史

40岁,女性。主诉:左腕关节疼痛伴左手桡侧3根手指麻木1月余。查体:左腕关节轻度肿胀,左腕部掌侧压痛,蒂内尔(tinel)征阳性。实验室检查:外院风湿检查正常。

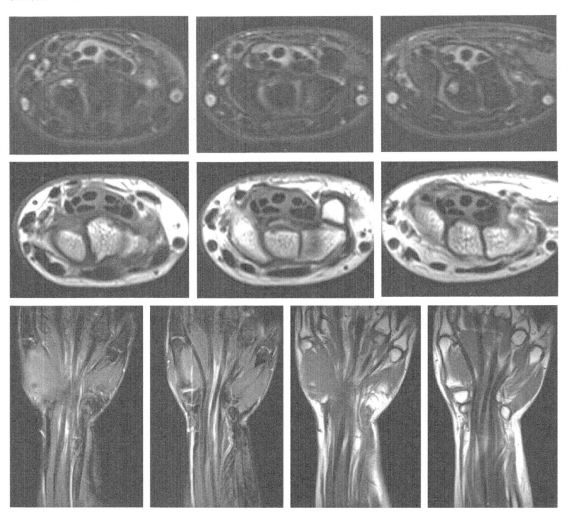

影像学表现

左腕MR检查显示腕管内屈肌腱鞘积液、鞘膜增厚。邻近正中神经增粗水肿改变。

■ 影像学诊断

左侧腕管综合征(carpal tunnel syndrome，CTS)，腕内屈肌腱鞘炎，正中神经卡压。

■ 诊断要点

1. 腕管解剖:位于腕掌侧的骨-纤维性管道。掌侧是屈肌支撑带(腕横韧带);背侧及两侧是8块腕骨。腕管内容物有正中神经、4条指深屈肌腱、4条指浅屈肌腱、拇长屈肌腱及之间的结缔组织。

2. 腕管综合征俗称鼠标手,主要与手腕部反复动作的慢性损伤有关,是上肢最常见的神经卡压综合征。任何造成腕管内压力增加的因素,都可导致正中神经受压而引起CTS。

3. 女性多见,平均年龄为50岁。最常见的症状为桡侧3个半指麻木、疼痛,严重者可出现手部无力或大鱼际肌萎缩。优势手多见,可双手发病。体格检查可出现腕掌屈(Phalen)试验阳性、Tinel征阳性、拇指外展力量减弱等。

4. 病因复杂,主要集中在以下两种机制。一种是腕管管腔变小:手部/腕部过度使用(被认为是最常见的病因);骨性关节炎;外伤;肢端肥大症。另一种是腕管内容物相对增大,肿块,例如:腱鞘囊肿、神经鞘膜瘤、脂肪瘤、滑囊炎等;外来物质的沉积,例如:淀粉样蛋白;类风湿性关节炎中的滑膜增生。

5. MRI可清晰显示腕管的解剖结构,明确正中神经在腕部卡压的部位和原因。正中神经信号和形态的异常:在T1WI、T2WI上均可见正中神经在进入腕管时增粗、肿胀,以豌豆骨及桡骨远端这两个层面较明显。正中神经在腕管内变扁,以钩骨层面明显;T2WI正中神经信号增高;腕横韧带向掌侧弯曲更明显,以钩骨层面为著。发现腕管内占位性病变。

■ 鉴别诊断

其他原因导致的正中神经卡压,可能不一定是在腕关节平面,如肘关节层面的旋前圆肌综合征,肱骨髁上突综合征,位置均在腕关节上方,肘关节或者前臂平面。MR可以帮助准确定位和定性诊断。

33．半月板桶柄样撕裂

■ 病史

44 岁，女性。右膝外伤后活动受限。

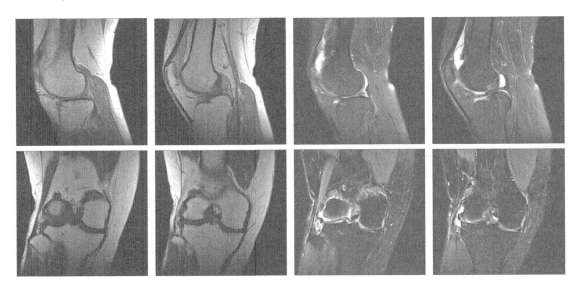

■ 影像学表现

右膝 MR 检查显示半月板后角缩小，髁间窝内见低信号半月板片段影。后部冠状位扫描显示半月板较对侧缩小，同时在髁间窝内见游离半月板片段影。

■ 影像学诊断

右膝外侧半月板后角桶柄样撕裂。

■ 诊断要点

1. 桶柄样撕裂指半月板的纵行或斜行撕裂，撕裂的半月板内侧瓣 180 度翻转移位到髁间窝。

2. 桶柄样撕裂符合两个基本条件：一个是半月板部分缺失，另一个是在其他部位增厚或见到低信号半月板片段。

3. 桶柄样撕裂 MR 表现形式：包括正常领结消失征、半月板截断、出现双后交叉韧带、髁间窝见游离半月板片段等。

■ 鉴别诊断

盘状半月板:两者常常混淆。因为均表现为半月板的某个部分明显增厚。了解正常半月板的解剖、半月板前后脚及体部的大小对诊断非常有帮助。盘状半月板是指半月板体部过度增厚形成,此时也会在髁间窝内见到低信号的半月板影,与桶柄样撕裂相似,但是一定要注意观察原来所在部位半月板的厚度和高度是否正常,这个是两者鉴别的关键点。桶柄样撕裂,原半月板位置有缺失,而盘状半月板原半月板形态大小无异常。

34. 肱二头肌桡骨滑囊炎

■ **病史**

77 岁,女性。发现右肘部包块 1 天,局部有压痛。既往有胆管癌病史。

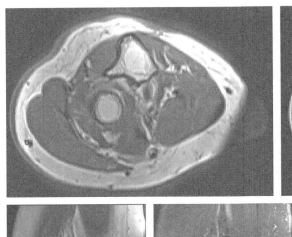
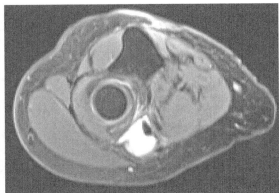
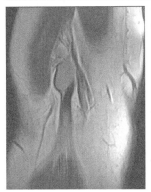
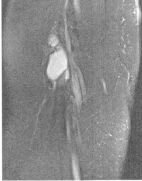
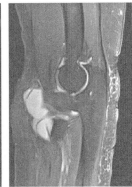
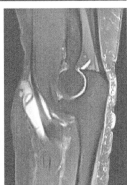

■ **影像学表现**

右肘 MR 平扫检查右肘部近桡骨粗隆处囊性占位病变,呈长 T1、长 T2 改变,内部信号均匀,外周边界清晰。病灶包绕肱二头肌腱走向,位于肌间和桡骨粗隆间。

■ **影像学诊断**

右肘部肱二头肌腱桡骨粗隆滑囊炎。

■ **诊断要点**

1. 肱二头肌桡骨滑囊位于桡骨粗隆和肱二头肌肌腱粗隆附着处之间。因前臂反复旋前、旋外导致滑囊炎症。临床表现为肘前窝触痛性包块,前臂旋转时因桡骨粗隆和肱二头肌间距离变窄诱发疼痛和肿胀加重。肿块增大可压迫骨间后神经和正中神经,易与肱二头肌腱撕裂和肌腱病混淆。

2. 影像学特点:平片无特异性,有时出现桡骨粗隆毛糙。MR 是最佳的诊断方法,可显示肱二头肌腱和桡骨粗隆,正常两者之间的滑囊不显示。滑囊炎时表现为桡骨头及颈部平面、肱二头肌腱和桡骨粗隆间梭形占位性病变,呈囊性特点,信号均匀,壁可厚可薄。该滑囊与关节腔有活瓣,可与肘关节腔相通。

鉴别诊断

1. 注意与肱二头肌腱撕裂合并滑囊炎鉴别:单纯滑囊炎虽然可见,但常常合并肱二头肌腱损伤,肱二头肌腱部分或者完全撕裂时,会累及邻近的滑囊,导致滑囊积液、炎症等情况。所以在诊断滑囊炎时需同时观察邻近肌腱是否连续,信号是否正常。

2. 与肘部肿瘤鉴别:临床体检可同样表现为占位性肿块,肘部其他骨或者软组织肿瘤触诊可能相似,MR 可以明确鉴别诊断。

第三章
创 伤

1. 骨骺提前闭合

■ 病史

13岁,男性。右尺桡骨骨折术后5年,右尺骨疼痛3个月。

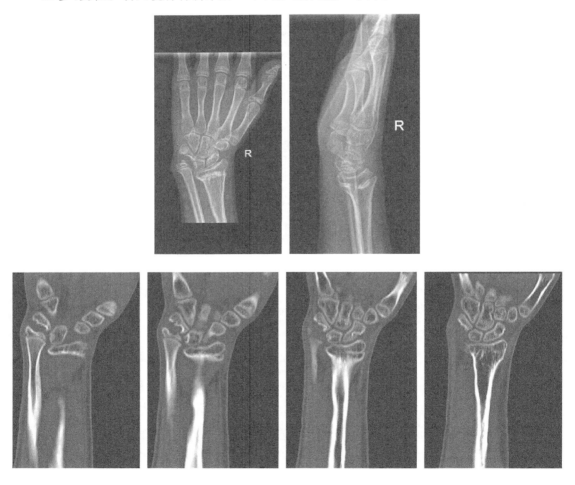

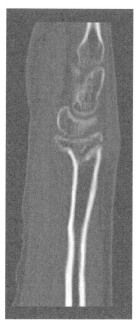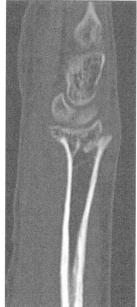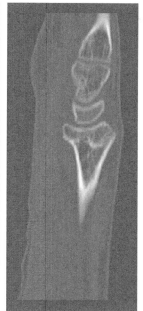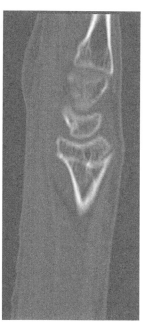

■ 影像学表现

腕关节平片及 CT 检查显示尺骨远端骺线正常显示为透亮线,而相应桡骨远端骺线部分骨性连接,骺线提前闭合。同时见桡骨远端缩短。月骨和三角骨近侧面见压迫性骨侵蚀和缺损改变,周围有硬化边形成。

■ 影像学诊断

1. 桡骨远端骨骺提前闭合。
2. 尺骨阳性征,尺骨撞击综合征。

■ 诊断要点

1. 儿童骺软骨损伤占儿童损伤的 20%,软骨不具有修复功能,因此损伤后出现生长畸形的概率是 20%,最常见原因是破坏软骨及骨的正常生长;另一方面则又刺激骨骼过度生长,这种情况多见于靠近骺软骨但没有累及骺软骨的损伤。导致的并发症包括生长板提前愈合,成角畸形,骨骺位置异常或者旋转,甚至出现骨坏死。本例患者导致的是生长板提前愈合。相比较同层面尺骨远端,可见透亮骺线影存在,而桡骨远端低密度骺线所在位置大部分被高密度愈合的骨性结构取代,提示骨骺提前闭合。

2. 正常尺桡骨远端切线在同一水平线上,如果尺骨远端超过桡骨远端的长度,称为尺骨阳性征,这种情况常见于腕关节运动特别是尺侧偏屈时尺骨会反复撞击月骨尺侧部分和三角骨的桡侧部分以及中间的 TFCC 引起 TFCC 损伤,以及因尺骨远端与月骨尺侧和三角骨桡侧反复撞击导致三块骨特定部位局部骨质的缺损和骨吸收改变,缺损周围因慢性撞击导致的增生硬化特点。

鉴别诊断

1. 单纯骨折后改变:创伤性骨折后的评估非常重要,儿童尤其需要关注骺软骨的损伤,这影响着儿童骨骼软骨内化骨的正常发育情况。判断骺软骨是否受伤,最直接的办法是MR 检查,可以直观显示软骨的正常和基本病变。而平片/CT 只能通过骺线距离的宽窄,干骺端或骨骺是否骨折来间接判断骺软骨是否受伤。该例因为是慢性损伤,可以通过平片和CT 直接观察骨质的改变。

2. 单纯 TFCC 损伤:TFCC 软骨复合物损伤是导致腕关节尺侧痛的常见原因,表现出的异常通过 MR 诊断,显示软骨内信号的异常,包括退变、撕裂等。而尺骨撞击综合征除了导致 TFCC 损伤外,同时可见骨性结构的异常,即月骨、三角骨与尺骨直接碰撞后导致的骨性缺损改变,且常合并尺骨阳性征特点。

2. 肩锁关节分离

■ 病史

42 岁,男性。左肩外伤后疼痛。

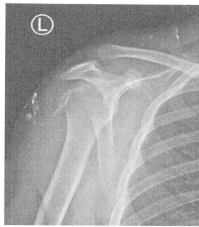
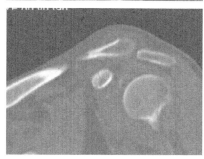
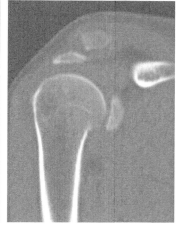
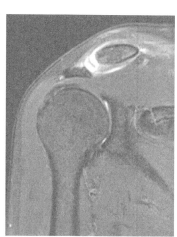

■ 影像学表现

左肩关节平片显示左侧肩锁关节脱位,锁骨向上方移位。CT 矢状位和冠状位重建图片显示肩锁关节间隙尚可,关节面不在同一平片,锁骨端向上方移位特点。MR 冠状位压脂序列显示肩锁关节囊肿胀,锁骨端上移特点。

■ 影像学诊断

左肩锁关节分离。

■ 诊断要点

1. 肩锁关节脱位是引起前上方肩痛原因。肩锁关节由肩峰端和锁骨外端的关节面、关节滑膜以及纤维关节囊组成。两关节面之间有关节软骨盘结构,可完整也可部分存在,更常见是关节盘缺如。正常肩锁关节间隙宽1—6 mm,随年龄增大,间隙变小。肩峰和锁骨关节面下方的皮质骨在一条线上。应力位时关节间隙增加1—2 mm。

2. 肩锁关节稳定性有静态结构和动态结构。静态结构即肩锁关节囊及增厚形成的肩锁韧带,肩锁关节囊局部增厚形成的肩锁关节上韧带和下韧带,加强水平方向关节稳定性。另外两个韧带是锁骨至喙突的喙锁韧带(锥状韧带＋斜方韧带)以及肩峰至锁骨的肩锁韧带。喙锁韧带更重要,呈三角形,尖端位于喙突,基地位于锁骨外1/3,由两根韧带构成。斜方韧带位于外侧,宽大,呈四边形,连接至锁骨远端,距离关节面1.5—3 cm。锥状韧带位于内侧,垂直走向,呈锥形。喙肩韧带呈三角形,由喙突外端发出,宽形分布于肩峰。动态稳定结构包括斜方肌和三角肌。斜方肌起自枕骨和项韧带C7 - T12棘突,上部纤维附着锁骨后方,中部纤维至肩峰和肩胛骨外侧面,下部纤维至肩胛骨内侧面。三角肌起自锁骨外1/3前部、肩峰和肩胛骨外侧面,至肱骨干外侧面。三角肌和斜方肌之间腱膜粘连于肩峰和锁骨骨膜,加强肩锁关节上方韧带。

3. 平片:首选,但对高级别损伤诊断有局限。多排CT:非常有帮助,尤其平片诊断困难时,重建观察关节面对合,3D尤其有效。判断肩锁关节前后方向的移位情况,判断有无合并骨折,尤其是撕脱骨折。MR可评估韧带完整性以及软组织损伤情况。扫描序列在肩关节序列基础上修改,扫描位置更靠内侧,斜冠状位平行喙突与肱骨小结节连线,T1WI、T2WI FS。矢状位T1WI,轴位T1WI,斜轴位T1WI FS。术前MR检查对判断高级别肩锁关节分离非常重要。

4. 肩锁韧带影响的是肩锁关节间隙。两侧肩锁关节宽度相差不超过2—3 mm,一侧间隙1—6 mm。而喙锁韧带、喙肩韧带稳定性体现为下缘骨皮质在一条线上。正常喙锁间距为11—13 mm。两侧肩锁关节宽度相差超过3 mm,提示有异常;或者一侧肩锁关节间隙超过7 mm提示异常,这种分离与肩锁关节韧带损伤有关。肩锁关节下缘骨皮质不在一条线或者喙锁距离大于13 mm提示异常。这种情况往往与喙锁韧带或者肩锁韧带损伤导致的肩锁关节分离有关。

■ 鉴别诊断

正常肩锁关节:肩锁关节如果没有发生上下方向的移位,很难判定是否出现脱位,往往导致漏诊和临床较严重的后果。这时需要知道肩锁关节周围韧带的构成。了解单纯肩锁关节韧带损伤时的诊断标准是间隙的正常宽度和异常指标。同时强调CT/MR的重要性,在不同重建体位的观察,对发现病变非常有帮助。

3. Salter-Harris 骨折

■ 病史

14 岁,男性。晨跑摔伤致右膝部疼痛、肿胀,不能站立行走、活动受限 7 个小时。后行胫骨平台骨折切开复位内固定术。

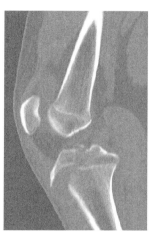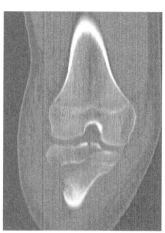

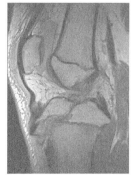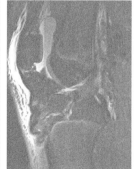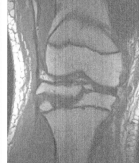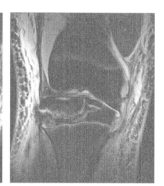

■ 影像学表现

右膝胫骨平台骨折,累及髁间棘及膝关节面,向下延伸累及骺软骨和干骺端。累及胫骨结节,骨片有分离,向前向近端移位,髌韧带松弛改变。

■ 影像学诊断

右胫骨近端 Salter-Harris 骨折Ⅲ型。

■ **诊断要点**

1. 骺软骨骨折占儿童及青少年损伤的 20%，出现生长畸形的概率是 20%，软骨无再生能力。容易出现各种并发症，包括生长板提前愈合，成角畸形，骨骺位置异常或者旋转及继发骨坏死。

2. Salter-Harris 分型对骺软骨损伤分为 5 型。Ⅰ型为骺离骨折。Ⅱ型指损伤同时累及骺软骨和干骺端，最常见。Ⅲ型指累及骺软骨和骨骺；该病例同时累及骺软骨、骨骺和干骺端 3 个部分结构，属于此型。Ⅳ型指同时累及骨骺、干骺端和骺软骨。Ⅴ型指干骺端和骨骺对骺软骨的挤压导致软骨损伤，最严重。对外科有指导意义的有Ⅲ型、Ⅳ型、Ⅴ型。Ⅰ型和Ⅱ型采用保守治疗。随着骺软骨损伤分型的增加，软骨损伤程度越加重，出现畸形的概率就越高。Ⅴ型损伤最严重，出现并发症的概率也最高。

■ **鉴别诊断**

注意跟单纯的骨折或者关节内骨折相鉴别。由于软骨无再生能力，一旦受伤，很容易导致生长发育的异常，包括提前骺板闭合等，影像检查必须仔细观察软骨情况，MR 可以直观显示软骨。

4. 椎体骨折急慢性评估

■ 病史

66 岁，女性。外伤后腰痛。外伤当时及之后系列检查。

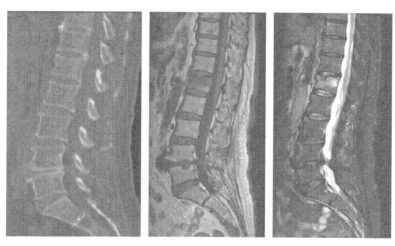

外伤当时 CT 及 MR

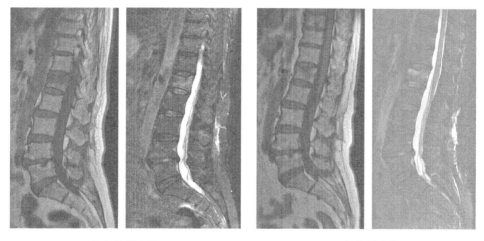

2 个月后 MR　　　　　　　　　　　4 个月后 MR

■ 影像学表现

受伤当时 CT 及 MR 显示 L1 椎体单纯压缩性骨折，椎体上缘见骨折线，椎体骨髓水肿改变。椎体中柱高度未见异常。2 个月后复查 MR 显示 L1 椎体骨髓水肿，4 个月后复查MR 显示 L1 继续骨髓水肿，程度有所减轻。

■ 影像学诊断

L1椎体单纯压缩性骨折,骨髓水肿持续存在4个月。

■ 诊断要点

1. 椎体创伤性骨折后分期:急性期指创伤至检查时间3周之内。亚急性期指创伤后4—12周。陈旧愈合骨折期指创伤后12周以上者。影像,尤其MR,如何判断和诊断骨折的不同时期是很关键的问题,因为这关系到判断这是新鲜损伤还是陈旧损伤。有的患者可能是多处骨折,尤其是老年骨质疏松患者,那么引起疼痛的责任椎体需要明确,也就是本次损伤的部位。如果进行手术干预,比如椎体成形术椎体的确定,椎体是否骨髓水肿是诊断的关键。还有一种情况,受伤后责任的鉴定和赔偿问题,如果是本次损伤相关就需要给予赔偿,这个也是MR可以帮助解决的关键技术。

2. 椎体骨折不同阶段的诊断标准:如果椎体形态异常,比如常见楔形变,但是椎体信号正常,可明确诊断为陈旧创伤性骨折。如果椎体形态异常,楔形变或者塌陷,椎体信号异常,呈长T1、长T2改变,则不能诊断为新鲜骨折,可诊断为椎体骨折伴有骨髓水肿。就如本例所示,已经外伤4个月,按照时间窗计算,属于陈旧骨折,但是依然存在骨髓水肿,可能是愈合过程个体差异,也可能患者休息卧床的时间没有完全遵照医嘱。所以诊断为椎体骨折伴骨髓水肿是最好的,而不能诊断为新鲜骨折。

3. 新鲜骨折肯定存在骨髓水肿。但是也发现骨折后2个月,甚至4个月后仍有存在骨髓水肿的,当然前后比较骨髓水肿程度是减轻的;也有发现骨折2—3个月后,骨髓水肿完全消失的。所以,一份MR诊断报告书,见到椎体压缩变形,骨髓水肿,不能说明新鲜骨折,可以诊断为椎体骨折,骨髓水肿;而如果椎体压缩,信号正常化,则可以诊断为陈旧性骨折。

■ 鉴别诊断

其他原因导致的椎体骨折。包括病理性骨折,见到骨折征象的同时可见骨质破坏。骨质疏松后导致的椎体骨折,需要判断责任椎,即导致疼痛的椎体,因为常常见到多个椎体出现楔形变。那么是否有骨髓水肿非常重要,这个与临床疼痛相关。

5. 希尔-萨克斯损伤及骨性班卡特损伤

■ 病史

　　24 岁，男性。3 年前外伤后出现右肩关节畸形、活动受限，于当地医院就诊，诊断为"右肩关节脱位"，给予手法复位悬吊固定等治疗。后反复因肩关节上举等活动出现"肩关节脱位"，均行手法复位治疗。体检：右肩周围肌肉稍萎缩，肩关节前下间隙深压痛，未及明显包块，关节主动活动度：前屈上举 150°，外展上举 90°，贴胸位外旋 70°，贴胸位外旋抗阻试验（—），贴胸位内旋指尖可触及 T8 棘突，推离试验（Liftout 征）（—），肩峰撞击诱发试验（Neer 征）（—），霍金斯（Hawkins 征）（—），空杯试验（empty can）（—），脱位恐惧试验（crank）（＋），负载轴移试验（＋）。

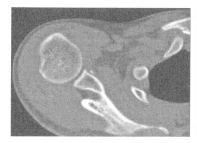
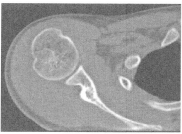
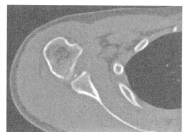
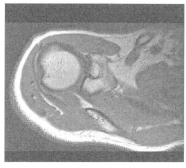
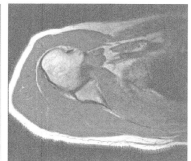
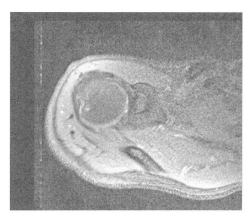
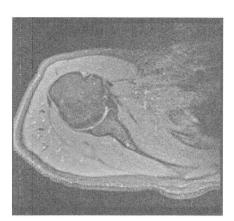

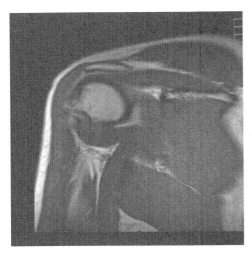 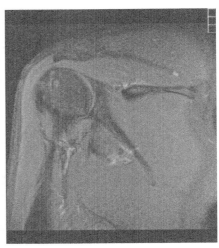

■ **影像学表现**

右肩关节 CT 检查显示肱骨头外上方骨性缺损,同时肩胛盂前下方局部骨性缺损,邻近见游离骨片段影。MR 检查显示肱骨头外上方局部骨髓水肿。肩胛盂唇前下方显示不清。右肩关节在位。

■ **影像学诊断**

右肩希尔-萨克斯损伤(Hill-Sachs)及骨性班卡特损伤(Bankart)。

■ **诊断要点**

1. Bankart 损伤指肩关节盂唇前下方在前下盂肱韧带复合体附着处的撕脱性损伤。由英国外科医师 Arthur Sydney Blundell Bankart 首次描述。多见于外伤,尤其是肩关节脱位的患者,任何年龄、性别都可发生。经典的 Bankart 损伤为纤维性 Bankart 损伤,关节脱位时关节囊破裂,盂肱韧带连同附着的关节盂唇从关节盂上撕脱。因肩关节前脱位最常见,故 Bankart 损伤多发生在前下盂唇的 3 点—6 点位置。骨性 Bankart 损伤指下盂肱韧带盂唇复合体损伤同时伴有关节盂前下方的撕脱性骨折。Bankart 损伤患者常伴有 Hill-Sachs 损伤,由两位放射学家 Haroid Arthur Hill 和 Maurice David Sachs 于 1940 年首次描述。主要是由于肩关节脱位时,肱骨头与关节盂撞击造成的肱骨头骨折。发生部位在肱骨头外上方,常常是在喙突以上平面,可以是凹陷性骨折,也可以是单纯骨挫伤改变。是由于肩关节反复前脱位导致肱骨头外上部与肩胛盂前下方撞击所致的两者损伤。常常合并存在。

2. 影像学特点:肩关节脱位或者已经恢复在位。肩关节脱位患者:肱骨头向前下移位,关节囊空虚。X 线平片/CT:骨性 Bankart 损伤在关节盂前下边缘可见撕脱骨片影;MR:关节盂前下唇信号增高,局部不连续,部分关节盂唇完全撕脱者可见游离小斑片状低信号影。急性期盂肱韧带信号增高,急性期关节骨质损伤可呈长 T2 信号。Hill-Sachs 损伤是肱骨头外上方的骨髓水肿、撕脱骨折或者局部凹陷性损伤,位置通常是在喙突以上平面。

■ 鉴别诊断

肱骨头外上方正常凹陷:肱骨头外上方正常有轻度凹陷,与 Hill-Sachs 损伤鉴别的关键点是在肩胛喙突下方的平面。同时急性损伤时 MR 常显示局部骨髓水肿、见到游离骨片段等。这些有助于两者鉴别。

6．Segond 骨折

■ **病史**

40 岁，女性。病史：左膝关节扭伤，局部疼痛、肿胀、活动障碍 5 小时。体格检查：疼痛剧烈，拒绝查体。

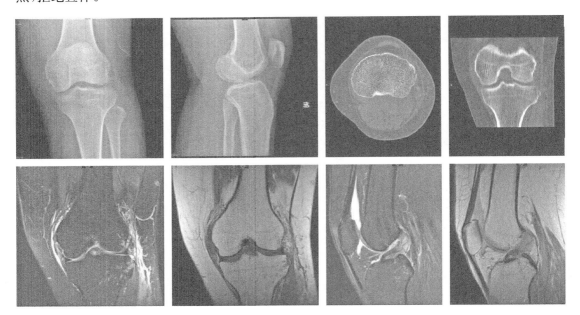

■ **影像学表现**

左膝关节正侧位平片显示胫骨外侧平台旁一游离骨片影。CT 检查显示左胫骨平台外侧游离撕脱骨片段，纵行走向。MR 显示胫骨外侧平台骨髓水肿，局部软组织肿胀明显，同时见前交叉韧带不连续，股骨附着处撕裂。

■ **影像学诊断**

左膝 Segond 骨折，前交叉韧带撕裂。

■ **诊断要点**

1. Segond 骨折于 1879 年由法国医生 Paul Segond 首次描述。累及胫骨近端外侧平台远端的撕脱性骨折。1979 年，伍兹等人将 Segond 骨折与严重的膝关节不稳定和伴随的前交叉韧带（ACL）断裂联系在一起。发生机制是膝关节过度内旋、内翻。骨折常并关节内损伤,合并 ACL 损伤(75%—100%),外侧半月板体部损伤(66%—75%)。

2. 影像学特点:X 线平片显示胫骨外侧平台关节面下 5.46±1.33 mm 位置相对固定的纵行小骨片。CT 对 X 线平片显示分离不明显病变能进一步明确,观察撕脱部位。MR 评估临近骨髓水肿,同时评估合并的 ACL 及内外侧半月板损伤程度以及其他关节内表现。ACL 撕裂表现为韧带中断不连续,缺口处水样信号影充填,韧带扭曲波浪样改变等。

3. 治疗和预后:受累关节制动。一般骨折片段较小时采取保守治疗;骨折片如较大、累及关节面或游离入关节腔,需手术内固定或摘除。合并 ACL 损伤则需要手术治疗。

■ 鉴别诊断

ACL 撕裂或者半月板损伤比较容易发现和诊断,胫骨外侧平台撕脱骨折,尤其是小的撕脱骨片段容易漏诊,另外不能单纯或者孤立地将骨折和韧带损伤区分开来,应从疾病发生机制来认识整体的影像特点。

7．经舟骨月骨周围脱位

■ 病史

36 岁，男性。工作时不慎踩空，从高处坠落，右侧腕部肿痛伴活动受限。

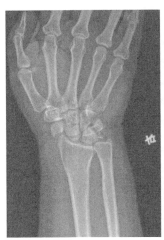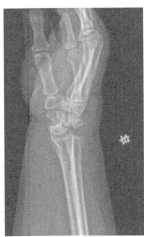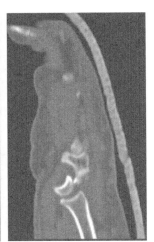

■ 影像学表现

右腕关节正侧位片及 CT 矢状位重建片显示腕骨正常弧度消失，正位舟月间隙增宽。侧位桡骨与月骨连线正常，远侧头状骨向背侧移位。同时见舟状骨骨折。

■ 影像学诊断

经舟骨月骨周围脱位（trans-scaphoid perilunate dislocations，TSPD），背侧型。

■ 诊断要点

1. 有高能量外伤病史：如摩托车、汽车、工业事故，从高处坠落及体育运动等。是一种比较复杂的腕部损伤，较少见，仅占所有腕骨骨折脱位的 3%。容易误诊、误治，不及时处理晚期会发生骨不连、骨坏死、腕不稳等后遗症。

2. 经舟骨月骨周围脱位可分为背侧型和掌侧型。背侧型常见，一般由腕背伸位掌侧受外力作用造成。舟状骨腰部骨折后，远段随同头状骨向背侧移位，近段和月骨相连与桡骨保持正常关系。掌侧型很少见，与背侧型的作用机理相反，为掌屈位腕背侧受外力作用所致。

3. 正常腕部平片特点是各腕骨的间隙较为清晰，正位月骨显示为不等边四边形，侧位月骨呈新月形，居于桡骨远端与头状骨之间，头状骨、月骨、桡骨排列在同一轴线上。经

舟骨、月骨周围脱位正位片注意正常腕骨"弧线"的丢失,舟骨、月骨间隔增大。异常扩大
>5 mm 可明确诊断。侧位片显示头状骨、舟骨远侧骨折块随其他腕骨向背侧或掌侧移
位,月骨上杯状关节面空虚。即侧位片示桡骨、月骨和头部缺乏"共线性"。另外寻找相关
的骨折——"跨舟骨"损伤。

■ 鉴别诊断

　　月骨脱位:月骨是腕部骨骼中最常见的脱位骨,与月骨周围脱位不同的是侧位片显示桡
骨与月骨不连续,月骨位于掌侧。

第四章
代谢相关病变

1. 钙化性肌腱炎

■ 病史

54 岁,女性。左肩痛数年。

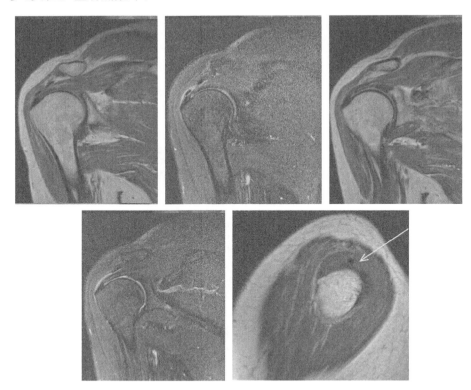

2014 - 09 - 20

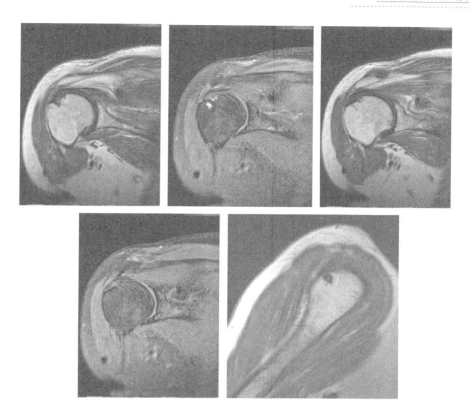

2018 – 02 – 23

■ 影像学表现

2014 年影像显示冈上肌腱走形区条状钙化灶,呈长 T1、短 T2 信号特点,靠近肱骨大结节附着处。局部三角肌下滑囊少许肿胀。肱骨头及大结节形态信号未见异常。2018 年影像显示冈上肌腱走行区钙化灶消失,肱骨大结节新出现局灶性囊变。

■ 影像学诊断

左肩冈上肌腱钙化性肌腱炎。4 年后钙化自行消失。

■ 诊断要点

1. 钙化性肌腱炎肩关节最常见,发生率占 60％。可累及肌腱、滑膜囊、关节囊和韧带。但冈上肌腱最常见,尤其位于肱骨大结节附近。

2. 临床约 1/3 患者有疼痛症状,该病特点是自限性改变。本例患者随访 4 年后钙化自行消失,但残留钙化慢性磨损后导致的肱骨大结节 4 年中出现囊变。

3. MR 特点显示钙沉积,尤其是钙化较大时显示明显。表现为低信号病灶,如形态不规则,则常沿着肌腱方向呈条形或长形特点。MR 可显示疼痛发作时局部的炎性改变,包括

T2WI 显示肌腱炎症和水肿,钙化肌腱邻近骨侵蚀,主要是肱骨头大结节附近,局部骨髓水肿,慢性期则表现为局部肱骨头囊变硬化特点。另外邻近肩峰三角肌下滑囊可合并炎症。肌腱长期磨损可出现肌腱病,甚至肌腱部分或者完全撕裂的特点。

■ 鉴别诊断

1. 局部肿瘤或者炎性病变:因钙化性肌腱炎常显示骨髓和软组织侵袭性的水肿改变,容易误诊为肿瘤或炎性改变,鉴别关键点是找到肌腱走行区的低信号钙化灶。同时该钙化与局部骨骼不连,从而排除骨骼起源的病变。

2. 肩袖病变:单纯肩袖撕裂或部分撕裂。可见局部肌腱的水样信号影充填全部或者部分肌腱走行区。无钙化沉积。很少导致骨骼的水肿或者囊变。

2. 股骨头缺血坏死

■ 病史

50 岁，男性。左髋部疼痛不适 1 年余，曾行右髋关节置换术。饮酒约 30 年余，每日约 300 克。

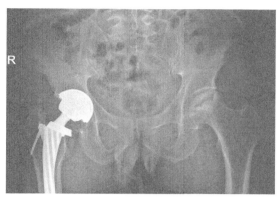

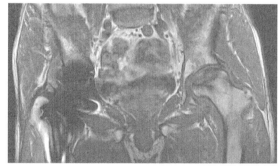 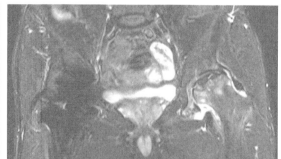

■ 影像学表现

骨盆平片显示右髋关节置换术后，左髋关节股骨头变扁、塌陷，股骨头密度不均匀增高改变。MR 显示左侧股骨头花边样边界，塌陷股骨头信号不均匀降低。股骨头下部骨髓水肿改变。

■ 影像学诊断

左侧股骨头缺血坏死，右髋关节置换术后。

■ 诊断要点

1. 中国每年新发生股骨头缺血坏死患者 10 万—20 万，最常见年龄为 40—50 岁。男性比女性早出现 3.4 年左右。男性发病率高于女性,男女比例约 7∶3。

2. 股骨头血供约 70% 来自旋股内外侧动脉;5% 来自股骨头韧带动脉;另外 25% 来自股深动脉。股骨头血供障碍导致骨组织坏死。

3. 缺血坏死原因常常是股骨骨折和髋关节脱位的并发症。关节囊内骨折(股骨头下,经颈部)导致缺血坏死的概率远远高于关节囊外骨折(粗隆间,粗隆下)。另外髋关节脱位、股骨头骨骺滑脱也可以导致缺血坏死。其他如脂质代谢异常、激素使用后;血管内栓塞、高胆固醇血症、酗酒等也是坏死的原因。病因中,外伤、激素使用和酒精是最常见的三大因素,其中自身免疫性疾病导致的激素使用占发病人数的近一半。

4. 影像价值:明确临床可疑的缺血坏死;判断部位和严重性;监测疾病的进展。平片:价值有限。早期敏感性很低,容易漏诊。一旦股骨头塌陷,诊断则不需要借助其他手段,平片可明确诊断。MR 是诊断的金标准,敏感性和特异性>99%。早期平片阴性时,磁共振非常有价值。CT:晚期非常好的选择,可以发现新月征。

5. 早期 MR 诊断发现"双线征":T1WI 常显示坏死与正常分界线为低信号线,表现为内壁光滑,外壁模糊。而 T2WI 显示特征性双线征,即外层低信号线,代表硬化或纤维化;内壁高信号线,代表富水或者细胞的骨髓区域(=肉芽组织)。另外,股骨头缺血坏死常常合并邻近骨髓水肿,可累及股骨颈甚至粗隆间,是该病的一种表现形式,并非两种不同疾病。尤其在肱骨头缺血坏死疼痛发作期,以及坏死程度越重,越容易见到骨髓水肿。

■ 鉴别诊断

其他引起髋关节疼痛的原因,包括髋臼盂唇撕裂,需要单髋磁共振检查发现盂唇损伤;髋关节 DDH,先天性髋臼发育不良,髋臼窝浅平等。尤其需要与 DDH 导致的股骨头先天变形相鉴别。DDH 伴有的股骨头变形股骨头常常无塌陷,变形的原因是髋臼浅平,而导致股骨头发育过程中形态也相应出现匹配性改变,符合球窝关节特点。

3. 舒尔曼病

■ 病史

23 岁，男性。因为后背痛、驼背就诊。

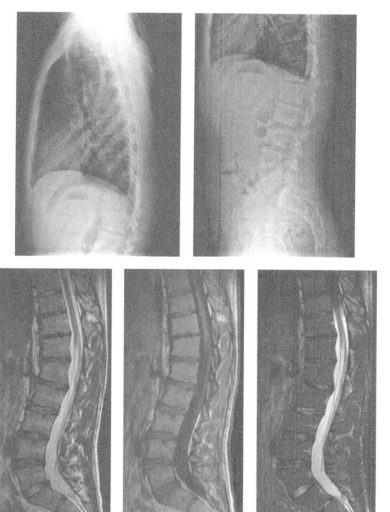

■ 影像学表现

胸腰椎侧位片显示下胸椎后凸，下胸椎和上腰椎体多发楔形改变。矢状位 MR T1WI 和 T2WI FS 序列显示 T11－L2 椎体楔形改变，T11－L5 多发椎体终板缘许莫氏结节。腰椎轻度退变、诸椎间盘变性。

影像学诊断

舒尔曼病(Scheuermann's disease),又称青少年驼背。

诊断要点

1. 有些患者完全无症状。胸椎发生率高达75%,其次是胸腰椎交界段,偶尔见于腰椎,颈椎罕见。部分表现为无力,防御性姿势,后凸畸形,疼痛,过伸运动后加重,可有触痛,神经症状少见。

2. 此病由 Holger W. Scheuermann 于1920年首先提出,由椎体楔形变引起脊柱后突(驼背)。最常见的引起青少年结构性驼背的疾病,患病率约5%(0.4%—8.0%)。病因甚至诊断标准仍不非常明确,根据发病部位、发病机制及预后不同,分为典型和非典型舒尔曼病。

3. 典型舒尔曼病于1920年由丹麦的 Scheuermann 首次报道,是一种青少年胸椎或胸腰椎脊柱后凸畸形,又称舒尔曼后凸畸形、幼年性脊柱后凸和脊柱软骨病等。发病年龄为10—18岁,男性略多于女性,有家族性发病倾向,遗传方式尚不明确,可能为常染色体显性遗传。

4. 非典型舒尔曼病又称腰椎舒尔曼病或Ⅱ型舒尔曼病,1985年 Greene 等描述本病。病变主要位于腰椎,常见于运动量大的男性青少年或经常搬重物的人。以下腰痛为主要症状,不存在明显后凸畸形,可能伴有严重的许莫氏结节和不规则的终板。

5. 病因和发病机制:病变发生在椎体的二次骨化中心,即椎体上、下面的骺板。由于各种原因(遗传因素及或过多体力),骺板血液供应减少软骨板变薄抗压力降低,在过多的负荷下出现碎裂髓核在破裂处突入椎体内,形成所谓的许莫氏结节,脊柱胸段向后弯曲,使椎体前方承受的压力大于后方,前方骨骺的坏死影响了前半椎体高度的发育,随着年龄的增加和机体的生长,后半椎体的高度越来越大于前半椎体的高度,数个楔形的椎体使胸椎的后凸加大形成驼背。

6. 影像学表现:脊柱后凸畸形(多发生于胸椎),多发椎体楔形变(常以 T12 椎体为中心)。椎体上下终板不规则,许莫氏结节形成,椎间隙狭窄,可伴椎间盘膨出、突出。

7. 脊柱后凸畸形通过胸 Cobb 角测量:后凸上端椎的上终板到后凸下端椎的下终板之间的夹角,正常值为25°—45°,胸椎后凸畸形时胸 Cobb 角大于45°。

8. 椎体出现楔形变:楔形角度测量方法:在患者站立侧位 X 线平片上,沿每个椎体上下终板划直线,测量其延长线交角。椎体前/后部楔形变≥5°。

9. 典型舒尔曼病诊断标准:相邻3个或3个以上椎体有5°或5°以上楔形变;相邻3个或3个以上椎体终板不规则改变;相邻3个或3个以上椎体见明显许莫氏结节;脊柱后凸、驼背畸形;青少年无明显外伤和其他病理改变,以上符合越多正确率越高。

10. Blumenthal 提出非典型舒尔曼病影像学诊断满足以下条件:椎体轻度楔形变数目1或2个;同一运动节段(连续2个椎体或以上)存在许莫氏结节(形态稍大),终板不规则;脊柱不存在明显后凸畸形。

■ 鉴别诊断

其他原因导致的脊柱侧弯或后凸畸形:可能是先天性脊柱侧弯,无终板异常,无许莫氏结节等异常征象;可能是退变基础上出现的脊柱畸形,同时可见脊柱椎体增生硬化、骨赘等退变的影像特点。

4．月骨缺血性坏死

■ 病史

    41岁,男性。左腕疼痛伴屈伸受限1个月。患者1个月前发现左腕疼痛肿胀,逐渐加重并伴左腕屈伸活动受限,被动屈伸活动时疼痛加重。患者是搬运工,重体力劳动者。左腕较右侧稍肿胀,左腕中部轻压痛,主被动屈伸活动受限,活动度约15°,活动时腕关节疼痛。

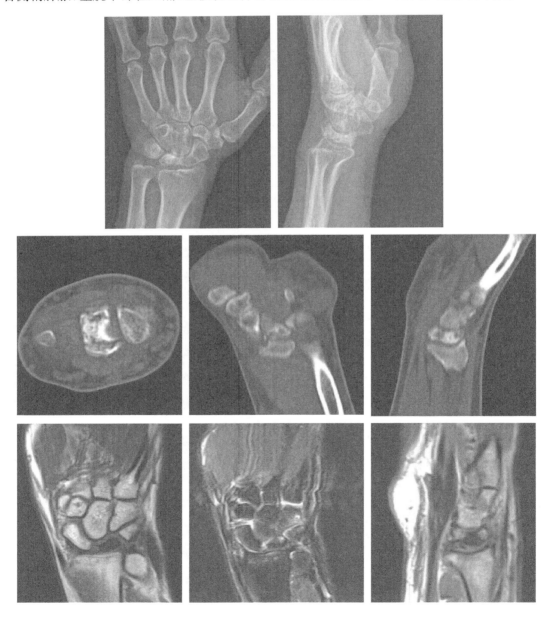

■ 影像学表现

左腕关节正位和侧位平片显示腕部月骨密度不均匀增高,腕管间关节未见异常。CT 显示腕月骨不规则高密度,内有低密度囊变,月骨轻度变形。MR 显示腕月骨信号异常改变,T1WI 呈明显低信号,T2WI FS 呈大部分低信号和少许外周高信号改变,腕骨间关节软骨未见异常。腕月骨轻度变形。

■ 影像学诊断

左腕月骨缺血性坏死,又称金博克病(kienböck disease)。

■ 诊断要点

1. 该病由放射科医师 Robert Kienböck 在 1910 年描述,又称为月骨软化、月骨无菌性或缺血性坏死。以月骨缺血坏死为主要病理改变。好发年龄为 20—40 岁,男女比例为 2:1。优势侧多发,可双侧受累。

2. 本病发病原因尚不十分明确。与月骨形态、血供、尺骨变异以及一些外力因素有关。月骨与桡骨关节面接触越宽,接受桡骨的应力越明显,越容易导致缺血坏死。与血供特点有关,月骨掌侧面血供丰富,背侧亦有血供,而近远端和内外侧关节面无血供,如果月骨掌侧骨折,很容易导致月骨血供不足,出现缺血坏死。尺骨阴性变异,容易导致月骨关节面裸露部分增大,受桡骨应力增加,导致缺血坏死。

3. 临床好发于体力劳动者,早期无特异性,可表现为腕背月骨区疼痛及压痛。典型的"三联征":腕关节顽固性疼痛、腕关节功能障碍及手的握力降低。最终可出现腕关节的退行性改变、腕骨排列紊乱和功能丧失。

4. 影像表现:月骨密度/信号改变或形态异常。X 线平片/CT 可表现为月骨密度增高,月骨塌陷。MR 可早期诊断,通常为 T1WI 低信号 T2WI 高信号,代表骨髓水肿。

5. 根据 X 线平片/CT 及 MR 特点,Lichtman 分期分为 1—4 期。1 期:X 线平片/CT,而 MR 显示月骨骨髓水肿,形态无异常。2 期:X 线平片/CT 月骨形态无异常,出现骨硬化;MR 显示形态无异常,骨髓信号异常,T1WI 低信号,T2WI 信号多样化。3 期:X 线平片/CT 显示月骨塌陷,密度不均匀增高;MR 显示月骨塌陷,T1WI 低信号,T2WI 信号多样化。4 期:月骨塌陷,信号/密度不均匀,同时出现腕骨间关节或桡腕关节骨性关节炎。

■ 鉴别诊断

其他原因导致的月骨病变,如月骨骨折;尺骨撞击综合征导致的月骨水肿和囊变,这些表现都位于月骨尺侧,而缺血坏死累及月骨全部。

5．掌指关节痛风

■ 病史

45 岁,男性。有明确痛风史。发作时疼痛,现在右手中指疼痛。

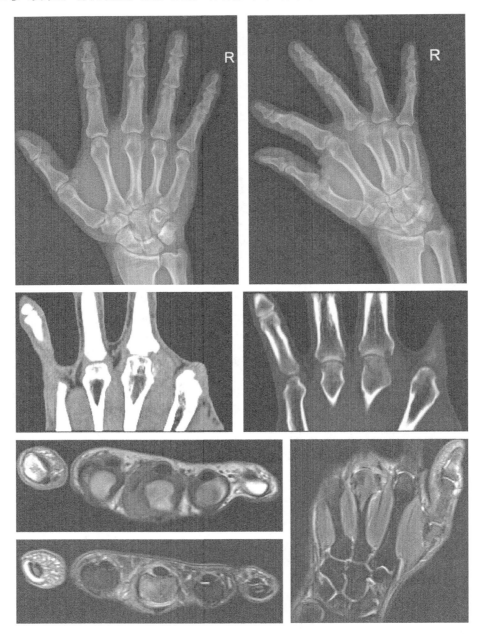

■ 影像学表现

右手正位和斜位平片骨质未见明确异常改变。右手CT冠状位重建软组织窗和骨窗图片显示右手中指掌指关节面近拇指侧局部软组织沉积，内有散在高密度点状钙化影，骨窗位显示掌指关节指侧局部有边界清晰的骨缺损。MR轴位和冠状位显示局部有骨髓水肿，关节旁软组织结节影，信号中等度改变，周围软组织肿胀。

■ 影像学诊断

右手中指掌指关节痛风。

■ 病理学诊断

病理诊断：（左腕部）粉染无定形物，周围伴组织细胞及多核巨细胞反应，符合痛风石改变。

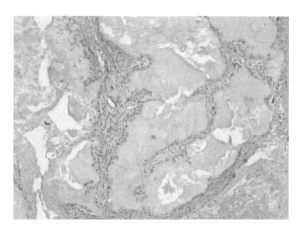

■ 诊断要点

1. 痛风的发生发展分为4个阶段：高尿酸血症期、急性痛风性关节炎、静止期和慢性痛风性关节炎。

2. 高尿酸血症不等于是痛风：仅5％—18.8％高尿酸血症发展为痛风。1％痛风患者血尿酸始终不高。33.3％急性发作时血尿酸不高。因此高尿酸血症既不能确诊也不能排除痛风，尿酸正常也不能排除痛风。

3. 急性痛风性关节炎诊断：平片阴性，常规CT阴性，尤其沉积量少时。MR有非特异性滑膜炎。此时双能CT很重要，一个是明确诊断，这点与尿酸水平高低无关。另一个是发现典型部位，但是非典型部位痛风的发现更重要。

4. 慢性痛风性关节炎诊断：平片显示边界清晰的关节旁侵蚀，形成突出边缘，关节间隙保持正常，常见骨量减少，是废用所致。CT具备平片特点，同时可见痛风石沉积，关节腔内，肌腱韧带走行区高密度影。MR 显示骨侵蚀,滑膜炎症。痛风石沉积呈结节样,片状,信号都不是特别高。

■ 鉴别诊断

其他原因导致的钙质沉积,比如 CPPD,也容易沉积于关节软骨、半月板、腕关节等,双能 CT 不能显示绿色痛风沉积是两者的鉴别点。

6. 长骨骨梗死

病史

42 岁,男性。有系统性红斑狼疮(SLE)病史,口服强的松半年。

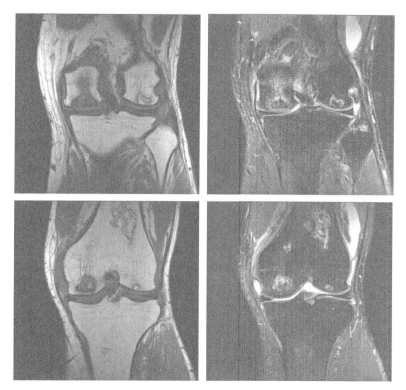

影像学表现

左膝股骨远端、内外侧髁关节面下方,胫骨近端髓内多发斑片状异常信号影,T1WI 显示病灶周围有花边样低信号影包绕,T2WI FS 显示高信号特点。病灶中心部分呈正常骨髓信号,部分信号混杂不等。

影像学诊断

左侧股骨远端、胫骨近端多发骨梗死。

诊断要点

1. 骨梗死又称骨髓梗死、骨脂肪梗死,有对称、多发的特点。发生于骨干和干骺端的骨细胞及骨髓细胞因缺血而引起骨组织坏死,逐渐被肉芽组织和纤维组织替代,最终呈逐渐钙化和骨化的病理状态。这些部位骨髓内脂肪组织丰富、营养血管细小、分支走行长而稀少、骨皮质坚硬,易引起栓塞。

2. 任何年龄均可发病,以 20—60 岁多见,平均发病年龄在 40 岁左右,男女发病率无明显差别。病程为几天到几年不等。

3. 病因:以往最常见于潜水作业人员,故称之为潜水减压病。除潜水减压致本病以外,还有其他许多因素亦可导致骨梗死,统称为非潜水性骨梗死。较常见的因素是大量应用激素和免疫抑制剂,另外,酗酒、外伤、胰腺炎、脂肪代谢紊乱及接触一些特殊化学物质(如溴)也是致病的原因。

4. X 线平片表现:早期 X 线平片无明显异常,难以发现本病早期变化;当病变区钙化或骨化较明显时,X 线平片表现为病变局部的骨密度增高或骨质硬化,表现为圆形、椭圆形或不规则形状的硬化斑状影。排列成串自干骺端向骨干延伸。CT 表现:较 X 线更敏感,但早期无异常发现。

5. MR 可早期发现病变。地图板块样病变是骨梗死的典型 MR 表现。同时见双边征是骨梗死较特异性的 MR 表现,指梗死区边缘在 T2 上表现为内高外低的两条并行迂曲的信号带。外侧低信号为硬化增生的信号带,内侧高信号为纤维肉芽组织修复的结果。

鉴别诊断

发生于长管状骨的骨梗死,注意与内生软骨瘤进行鉴别。后者典型软骨性钙化,病灶 T2WI 因为软骨性成分呈明显高信号,这个与梗死低信号完全不同。另外早期骨梗死 T1WI 中心呈高信号,原因是骨髓中的脂肪细胞发生坏死的时间比较长,所以骨髓内早期可表现为正常脂肪信号。而内生软骨瘤 T1WI 病灶中央呈低信号特点。

7. 肩关节夏科特关节病

病史

40岁,女性。10日前发现左上肢肿胀伴局部疼痛,未重视。患者渐感左肩部肿胀较前明显加重,为了进一步治疗,今日入我院,门诊予 MR 检查后拟"左肩关节占位伴肱骨骨质破坏"收住院。

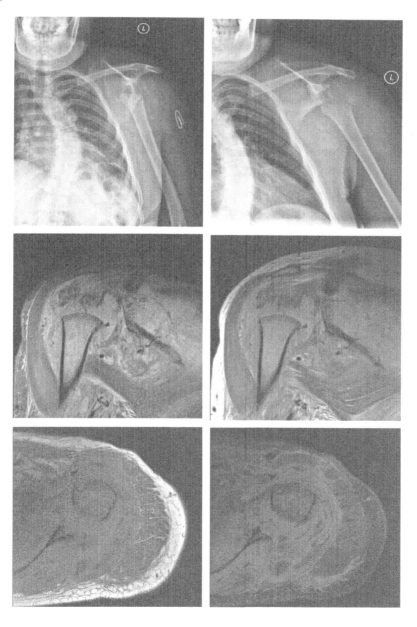

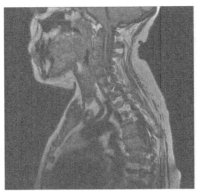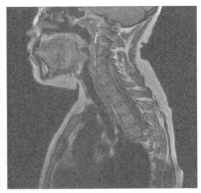

■ 影像学表现

左肩关节平片检查见左肩关节脱位，肱骨头大部分碎裂骨吸收改变，肩关节周围多发游离骨片段影，形态不规则，残留骨端面增生硬化改变。MR 检查显示左肩关节囊明显肿胀，肩关节周围软组织肿胀。肱骨头大部分缺如，骨性关节面骨髓水肿明显。颈椎 MR 检查显示脊髓内长条状囊性信号影。

■ 影像学诊断

左肩关节夏科特（Charcot）关节病。颈椎脊髓空洞症。

■ 病理诊断

左肩部送检碎组织示纤维细胞增生和反应性新骨形成，在增生的纤维组织中可见骨和软骨碎片及部分肉芽组织。结合临床和影像学资料，符合夏科特关节病（神经性关节病）。

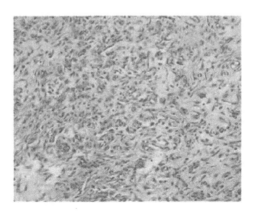

■ 诊断要点

1. 1868 年，Charcot 首先描述脊髓痨患者中的一种关节病。关节破坏严重但无明显疼

痛及活动受限为特征,又称神经性关节病,无痛性关节病。常见于 40—60 岁,男女比例为
3∶1。

2. 发病机制是因脑、脊髓及周围神经疾患导致失去关节深部感觉,关节没有痛觉保护
机制,在不知不觉过程中,关节屡次受到外伤而造成关节结构的退行性及增生改变,由于神
经营养障碍,破损的软骨,骨端和韧带不能有效修复。

3. 病因包括中枢神经系统梅毒,脊髓空洞症,糖尿病,脊柱脊髓损伤,脊髓脊膜膨出,先
天性痛觉缺如等,其他原因包括嗜酒,系统性红斑狼疮,器官移植术后及激素应用。脊髓空
洞症是累及上肢关节最常见的神经病性疾患,伴发上肢关节破坏者约占 25%,肩关节及肘关
节最易受累。

4. 神经性关节病较骨关节病进展迅速,从出现神经病变到发生关节病变之间可以有很
长一段时间,但是关节病变一旦发生即会迅速发展,在几个月内造成整个关节彻底破坏。

5. 影像特点:分为增生型和萎缩型,混合型也较常见。增生型特点为关节破坏和片段
形成,骨硬化,骨赘形成,骨赘早期边界不清,然后清晰,圆形,晚期形成巨大的骨赘。萎缩型
则表现为骨吸收,类似脓毒性关节炎。完全吸收性关节萎缩多于单纯增生性关节,以关节非
负重面更多见。

鉴别诊断

其他关节病,包括化脓性关节炎,严重骨性关节炎等。很重要的一点是夏科特关节病常
常关节破坏严重,同时累及关节滑膜,有显著炎症和骨性关节面的大范围破坏和游离体,但
临床症状相对不明显。而其他关节病有相应的特征性影像学表现。

8. 耻骨联合焦磷酸钙沉积症

■ 病史

84岁,女性。无不适症状。

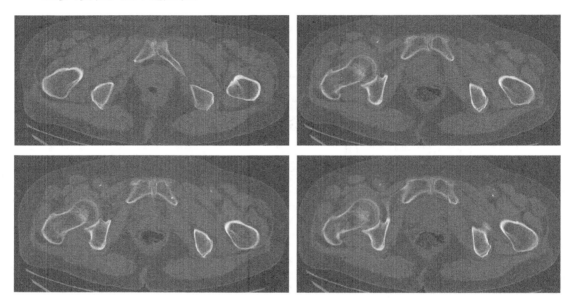

■ 影像学表现

骨盆 CT 检查显示两侧耻骨联合间隙内散在高密度影,关节面尚光整,未见明确骨性融合改变。

■ 影像学诊断

耻骨联合焦磷酸钙沉积症(calcium pyrophosphate deposition disease,CPPD)。

■ 诊断要点

1. CPPD 亦称特发性关节软骨钙化症、假性痛风、焦磷酸盐关节病。指焦磷酸钙结晶沉积于关节内纤维软骨或透明软骨及其周围滑膜、韧带、肌腱、关节囊的总称。

2. 原因:有特发性、遗传性及继发性,继发如血色素沉着,甲状旁腺功能亢进,甲状腺机能减退,低镁血症及关节创伤。中老年人多见,女性稍多。Gerster 报道引起的软骨钙化在60—70 岁的人群中发生率为 6%,在 80 岁以上的高龄人群中发病率达 30%。

3. 最常侵犯膝关节,其次是腕关节、耻骨联合等。诊断的"金标准"是于关节滑液或切

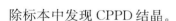

除标本中发现CPPD结晶。

4. 影像学表现:X线平片/CT帮助诊断,MR价值有限。平行于软骨下骨点状和线状高密度(透明软骨/纤维软骨钙化),肌腱、韧带、关节囊钙化。CPPD分布上趋于对称,可累及非承重关节,可合并骨性关节炎。双能CT检查无绿色结晶沉积。

■ 鉴别诊断

痛风:慢性痛风性关节炎亦表现为关节内高密度尿酸钙沉积,位于关节软骨、肌腱、韧带等部位。痛风临床症状显著,发作期有剧烈疼痛。另外,双能CT可显示尿酸盐的沉积,而CPPD则为阴性。

9. 肱骨头缺血坏死

■ 病史

41岁,男性。右上肢外伤4个月。

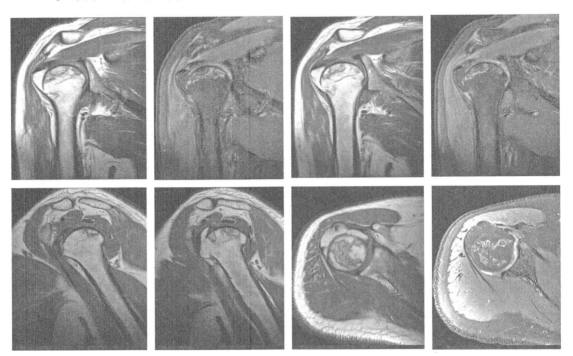

■ 影像学表现

右侧肱骨头旁游离骨片段,右侧肱骨头异常信号,周围见不规则花边样线样低信号,T2WI呈高信号改变。肱骨头稍有变扁特点。

■ 影像学诊断

右侧肱骨头缺血坏死,肱骨头旁骨片影,陈旧性损伤所致。

■ 诊断要点

1. 创伤后缺血坏死与关节端血供薄弱有关,常见部位包括股骨颈骨折、肱骨近端骨折、距骨颈骨折、舟状骨腰部或者近端骨折后。骨折后缺血区骨细胞坏死,坏死区周边再血管化,一些死骨被吸收,部分死骨区被新骨替代,所以出现硬化和囊变;如果骨吸收超过骨形

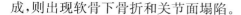

成,则出现软骨下骨折和关节面塌陷。

2. 肱骨头血供主要来自旋肱前动脉,少部分来自旋肱后动脉,外伤或者医源性问题导致血管损伤,出现肱骨头骨折片段的缺血坏死。肱骨头缺血坏死发生率为 1%—10%,远低于股骨头缺血坏死。

3. 骨折类型与坏死发生率相关,Neer 分型:将肱骨上端 4 个组成部分即肱骨头、大结节、小结节和肱骨上端(关节部或解剖颈、大结节、小结节、骨干或外科颈)相互移位程度分 6 个基本类型,移位>1 cm 或成角>45°,否则不能认为是移位骨块。4 个部分骨折发生坏死的概率高达 90%。骨折片段越多,错位越多,出现坏死的概率越高。

4. 影像学特点:平片显示缺血坏死中晚期特点,即肱骨头硬化、囊变,软骨下骨折,肱骨头扁平、塌陷及继发关节退变。MR 则能早期发现病变,典型表现为双线征。股骨头缺血坏死的 ARCO 分期也适合于肱骨头缺血坏死。

鉴别诊断

单纯肩关节退变:肱骨头缺血坏死相对少见,可能在诊断时考虑不到该病,而单纯认为是创伤后骨性关节炎,见到典型的双线征应考虑到该病。

10．石骨症

病史

24 岁，女性。常规体检发现多发骨质异常，无特殊不适。

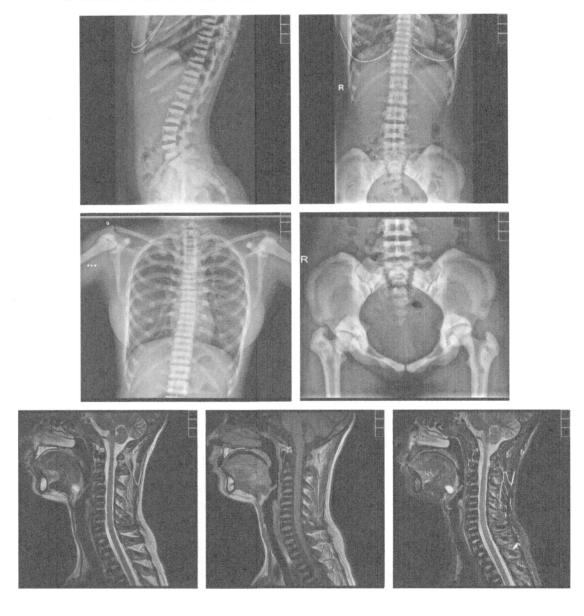

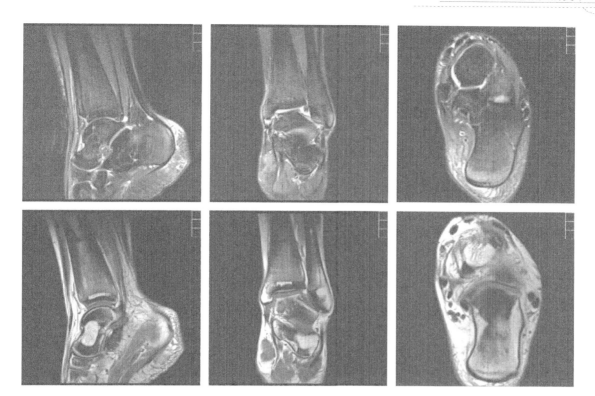

■ 影像学表现

胸椎、腰椎、骨盆平片显示全脊柱、骨盆、肋骨、肱骨多发对称性骨密度增高。椎体显示以上下终板高密度,中部正常骨髓、小梁密度影,两侧髂骨呈现骨中骨为特点。颈椎和踝关节 MR 显示椎体和胫腓骨、足跗骨多发骨质信号降低特点。

■ 影像学诊断

石骨症(osteopetrosis)。

■ 诊断要点

1. 石骨症又名 Albers-Schonberg 病、大理石骨病、广泛性脆性骨硬化症、硬化性增生性骨病、粉笔样骨等。是一种少见的骨质硬化性骨骼代谢障碍疾病。患病率为 1/330 万。病因不明,具有遗传性(常染色体隐性),可隔代遗传,男女发病率相近。

2. 发病机制是质子泵缺陷、氯离子通道或碳酸酐酶功能障碍引起骨基质酸化损伤,导致正常的破骨吸收活动减弱,骨样组织过度钙化而缺少真正的骨化,以致骨失去弹性,骨小梁结构不良,使骨质变脆易断。

3. 该病为常染色体隐性遗传,临床出现症状包括鼻窦畸形引起的鼻塞(不通气);脑神经麻痹：耳聋、眼球突出和脑积水；颅骨生长过度导致孔狭窄引起脑神经卡压；常有多处骨折且畸形愈合或不愈合；牙齿排列不良、下颌骨骨髓炎；骨髓衰竭致全血细胞减少，表现为贫血、反复感染、容易出血和淤青；髓外造血导致肝脾肿大、脾功能亢进、额部隆起和竖毛征；头大、颅骨增厚。

4. 目前对于石骨症的确诊多依靠影像学检查：广泛性、对称性全身骨密度增高，椎体、骨盆、颅底最为显著。骨皮质增厚，松质密度增高，骨皮质与骨松质无明显分界，骨髓腔减小。夹心椎征：椎体上下缘明显密度增高呈带状，中央低，又名"夹心蛋糕征""三明治征"。髂骨翼同心环征。长骨两端杵棒状膨胀，干骺端增宽，边缘呈锯齿状，常见于股骨远端、胫骨两端及肱骨下端。骨中骨：多发生于短管状骨，骨中间可见稚性小骨。颅骨表现为骨板增厚，密度增高，颅底硬化明显，头大、前额突出。

■ 鉴别诊断

氟骨症：可表现为骨质硬化、骨质疏松、骨质软化，伴骨周钙化或骨化。主要累及骨盆、脊柱、肋骨等躯干骨。全身骨硬化并广泛韧带骨化，诊断价值较高。

第五章
风湿免疫、感染慢性关节病

1. 强直性脊柱炎早期表现

■ 病史

44 岁,男性。腰背部疼痛,两侧臀部和髋痛,持续数月。夜间时疼痛明显。

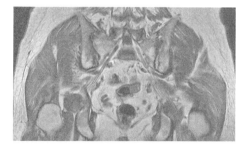

冠状位 T1WI

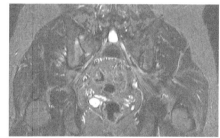

冠状位 T2WI FS

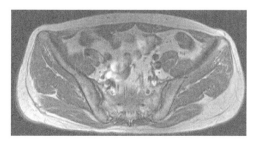

轴位 T1WI

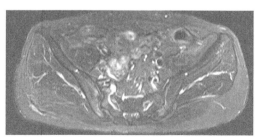

轴位 T2WI FS

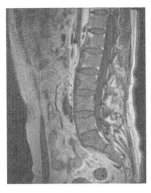
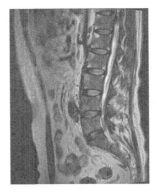
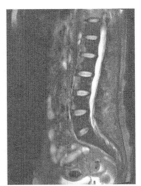

矢状位 T1WI　　　　　矢状位 T2WI　　　　　矢状位 T2WI FS

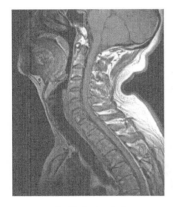
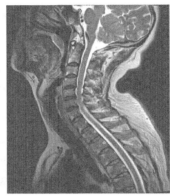
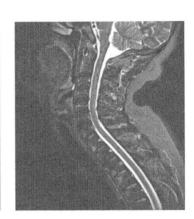

矢状位 T1WI　　　　　矢状位 T2WI　　　　　矢状位 T2WI FS

■ 影像学表现

两侧骶髂关节冠状位和轴位扫描显示两侧骶髂关节下 2/3 部位关节面骨髓水肿,骨性关节面不光整。关节软骨部分不光滑。腰椎和颈椎 MR 扫描显示椎体四个角出现局灶性脂肪化以及局灶性炎症改变,前者呈脂肪信号,后者呈长 T1、长 T2 信号改变。部分椎体前缘沿前纵韧带走行区骨髓水肿改变。

■ 影像学诊断

两侧骶髂关节炎,颈椎腰椎角炎,符合脊柱关节病、强直性脊柱炎。

■ 诊断要点

1. 脊柱关节病是一大类疾病,包括强直性脊柱炎、反应性关节炎、牛皮癣关节炎、炎性肠病关节炎、幼年特发性关节炎及未归类关节炎 6 大类,其中强直性脊柱炎最常见。这一类疾病的共性就是均累及骶髂关节和脊柱,以及血液 HLA - B27 阳性。最先累及骶髂关节。

2. 骶髂关节炎根据病程演变可分为 5 级。0 级:"正常"(未见异常表现);1 级:可疑病变,关节间隙模糊;2 级:关节面糜烂,轻度侵蚀、硬化,间隙无改变;3 级:中度或进展性关节炎,间隙增宽、狭窄或部分强直;4 级:完全性关节骨性强直。

3. 脊柱的改变早期表现为前、后纵韧带起止点炎和骨炎,又称 Romanus 病变。发生在椎体前后缘上下角,急性期表现为水肿,慢性期则呈脂肪沉积。又称亮角征,晚期形成方椎改变。

4. 可累及椎间盘导致炎症,又称 Andersson 病灶。表现为"椎间盘-椎体单位"信号异常。急性期显示椎间盘水肿、侵蚀,慢性期则显示椎间盘脂肪沉积。

■ 鉴别诊断

1. 椎体终板 modic 改变:累及脊柱时需要鉴别,终板退变,尤其在 modic Ⅰ型时,出现终板水肿,呈长 T1 长 T2 改变,需要注意与 Adderson 病灶区别,不同之处在于前者椎间盘信号正常。

2. 致密性骶髂关节炎:累及骶髂关节时需要鉴别,致密性骨炎表现为关节面下方硬化,较均匀改变,无骨破坏,关节面光滑无异常,软骨无受损。

2. 肘关节类风湿关节炎

■ 病史

女性,62岁。有类风湿关节炎病史20余年。现右肘关节疼痛数月,活动受限。

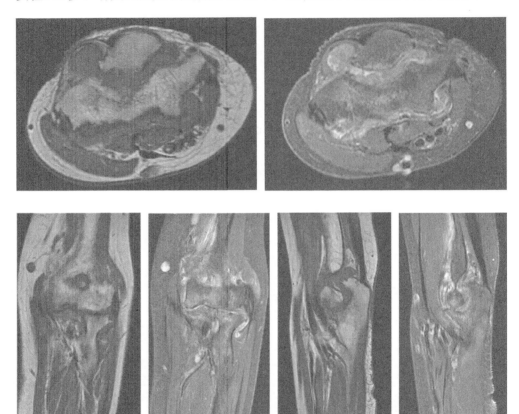

■ 影像学表现

右肘关节滑膜弥漫性增生改变,呈长T1、中等度T2改变,同时见关节腔内少量积液,呈明显长T2信号特点。右肘关节骨性关节面多个部位骨髓水肿,肘关节腔均匀性狭窄改变。关节软骨不规则缺失变薄。

■ 影像学诊断

右肘关节类风湿关节炎。

■ 诊断要点

1. 类风湿关节炎是一种慢性全身性免疫性疾病；多为青年女性，以 30 岁左右最多见，男女比例为 1∶3；可侵犯全身多个关节，受累关节多呈对称性分布。

2. 主要发生于有滑膜的关节；初期滑膜充血水肿，渗出液增多，继而滑膜逐渐增生，表面形成血管翳；血管翳从关节的边缘无软骨覆盖区开始破坏关节软骨及软骨下骨质，逐渐侵及整个关节面，关节间隙均匀性狭窄。这点注意与骨性关节炎关节间隙不对称狭窄相区别。

3. 平片/CT 显示早期关节梭形软组织膨胀，关节间隙增宽；后期因关节软骨破坏，关节间隙均匀性变窄。对称性关节边缘骨质不规则破坏及关节面下囊状透光区，同时可见骨质疏松。后期发生关节畸形、脱位或者半脱位。

4. MR 可早期发现病变。显示关节内炎性滑膜增厚和渗出，能敏感地显示关节软骨及骨质的侵犯范围及侵蚀程度。滑膜血管翳表现为长 T1 信号，短 T2 信号并有明显强化，同时见关节间隙均匀性狭窄。

■ 鉴别诊断

1. 骨性关节炎：发病年龄偏大，中老年人多见。引起关节改变主要是软骨的退变，导致关节间隙不对称狭窄，尤其内侧间隙狭窄常见。骨赘形成明显。可同时合并有滑膜炎的改变，但不是主要问题，软骨退变更显著，这点与类风湿关节炎不同，后者以滑膜病变为主要特点，引起的关节狭窄是均匀性改变。

2. 感染性关节炎：有关节面骨质破坏，且特定部位如结核性关节炎在关节非负重面，化脓性关节炎则在关节负重面有骨质破坏。而类风湿关节炎引起的滑膜血管翳导致的骨侵蚀在周边区。

3．SAPHO 综合征

■ 病史

68 岁，女性。两侧胸前区疼痛不适数月。

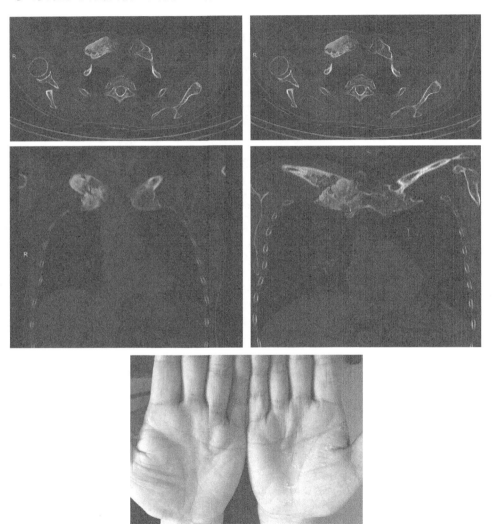

■ 影像学表现

1. CT 横断位和冠状位重建图片显示两侧胸锁关节面肥大，右侧显著，关节面不规则硬化及囊变。右侧锁骨干肥厚增粗改变，内部密度不均匀，有增生有囊变。部分骨质呈磨玻璃样改变。

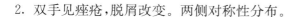

2. 双手见痤疮,脱屑改变。两侧对称性分布。

■ 影像学诊断

SAPHO 综合征。

■ 诊断要点

1. 1986 年,Chamot 首次提出 SAPHO 综合征的概念,是一种少见的累及皮肤和骨关节的慢性无菌性炎症。主要表现为滑膜炎、痤疮、脓疱病、骨肥厚、骨炎(synovitis-acne-pustulosis-hyperostosis-osteomyelitis syndrome),是 5 种骨肌及皮肤改变和异常的综合名称。该病例出现了骨肥厚、骨关节炎及皮肤异常等特点。

2. 多为青年或中年发病,男女比例接近,女性略多于男性。大部分病例为自限性。

3. 约 60% 的病例骨关节病变早于皮肤病变,时限一般为 2 年以上,甚至相差 20—38 年,仅有骨关节改变时,很少有医师考虑此病,是此病诊断难点。

4. SAPHO 综合征的皮肤病变发病率为 20%—60%,特征性的病变是掌跖脓疱病、爆发性痤疮和脓疱性银屑病等。

5. 影像学改变包括两侧胸锁关节溶骨性骨炎、骨质增生、骨硬化。溶骨性骨炎通常表现为伴有纤维化的骨硬化;骨质增生是本病的特征性变化,特点是慢性骨膜反应和皮质增厚,最终导致骨性肥大;原发性骨关节炎或相邻骨的骨关节炎常常导致关节侵蚀性改变。

6. 同位素骨扫描显示"牛头征"(同位素示踪剂在胸肋锁骨双侧较对称区域放射性浓聚),可提示胸肋锁骨骨代谢活跃,是本病影像学特征性改变。

■ 鉴别诊断

1. 化脓性骨髓炎:单侧发病。有增生和骨破坏特点。不会累及双侧胸锁关节,不会合并皮肤异常。

2. 骨转移或者骨肿瘤:常常因有同位素高摄取误诊为肿瘤,鉴别关键点为骨转移或者骨肿瘤是骨病,而 SAPHO 综合征可同时见骨病合并有关节病,尤其是关节的异常更明显。

4. 溃疡性结肠炎相关性脊柱关节病

■ 病史

　　49岁,女性。后背酸痛5—6年,夜间明显,伴臀周痛,无明显外周关节痛。HLA - B27
阴性;风湿三项组套:抗链球菌溶血素O160 IU/mL,C反应蛋白6.2 mg/L,类风湿因子<
11.5 IU/mL;血沉(ESR):血沉34.00 mm/h。有溃疡性结肠炎病史。

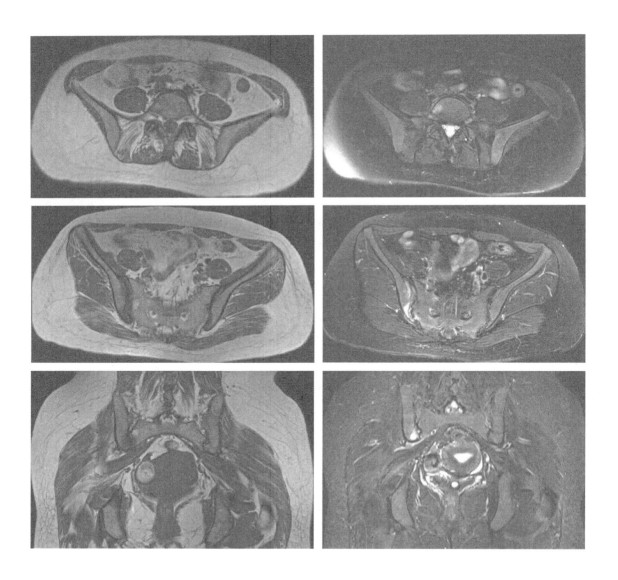

■ 影像学表现

骨盆 MR 平扫检查显示右侧骶髂关节面骨髓水肿明显,关节面不规则。左侧骶髂关节面不光整。

■ 影像学诊断

两侧骶髂关节炎,右侧显著,考虑脊柱关节病,结合病史,符合溃疡性结肠炎相关性关节病。

■ 诊断要点

1. 脊柱关节病是一组相互关联的、血清类风湿因子(RF)阴性的炎症性疾病。主要侵犯脊柱、外周关节和关节周围结构,通常具有各自特征性关节外的表现,包括胃肠道或泌尿生殖系统的炎症,前色素膜炎,银屑病样皮损和指甲病变,少数病例有心脏传导系统和肺尖部病变。包括 6 大类,即强直性脊柱炎、反应性关节炎、银屑病关节炎、炎性肠病关节炎、幼年发病的脊柱关节炎及未分化脊柱关节病。

2. 肠炎性关节病与溃疡性结肠炎和 Crohn 病密切相关。可累及中轴和四肢关节。累及四肢关节特点是少关节炎症,一过性、非对称性、游走性。中轴关节累及骶髂关节,发病率为 20%—24%,脊柱炎发病率为 7%—12%。影像表现:与强直性脊柱炎非常相似。

■ 鉴别诊断

其他脊柱关节病,包括强直性脊柱炎等,前者有炎性肠病表现,而强直性脊柱炎临床更多见。

5. 髋关节发育不良合并右髋关节骨性关节炎

■ 病史

54岁,女性。右髋痛数月。

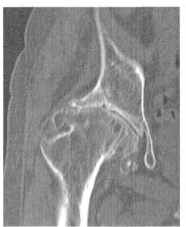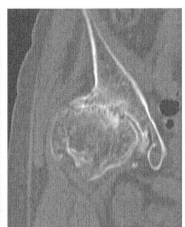

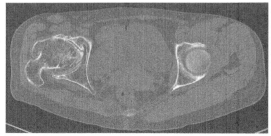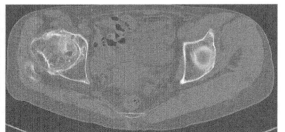

■ 影像学表现

骨盆CT冠状位重建和轴位图片显示右髋关节增生硬化、囊变,有骨赘形成。右侧髋臼浅平,股骨头变形,有菌伞样改变。股骨头关节面密度不均匀增高。左髋关节未见异常。

■ 影像学诊断

右髋关节发育不良(DDH)合并右髋关节骨性关节炎。

■ 诊断要点

1. 髋关节骨性关节炎分原发性和继发性。原发性骨性关节炎是关节软骨生理性退变,

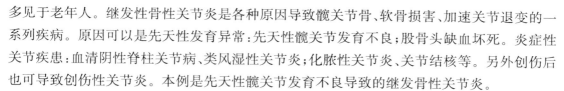

多见于老年人。继发性骨性关节炎是各种原因导致髋关节骨、软骨损害、加速关节退变的一系列疾病。原因可以是先天性发育异常:先天性髋关节发育不良;股骨头缺血坏死。炎症性关节疾患:血清阴性脊柱关节病、类风湿性关节炎;化脓性关节炎、关节结核等。另外创伤后也可导致创伤性关节炎。本例是先天性髋关节发育不良导致的继发骨性关节炎。

2. DDH 特点是先天性浅髋臼,导致股骨头发育随着异常改变,呈与浅平髋臼对应的非球形、菌伞样改变。关节退变较早,多在 30—50 岁。女性多见,占 80%。病史相对较长。原因是发现 DDH 晚,或者因为 DDH 不是很严重,没有引起重视,常常是出现骨性关节炎症状来就诊时发现。

3. 儿童期明显的 DDH 可以通过沈氏线是否相连判断,但实际工作中,轻微的 DDH 往往成年后才发现,此时可以测量髋臼角(Sharp 角),即髋臼外上缘至下泪点连线,与水平线(H 线)夹角。正常值:男性:38°—42°,女性:43°—45°。DDH 时髋臼角增大。

■ 鉴别诊断

股骨头缺血坏死:表现出同样的股骨头形态异常,扁平,此时往往是缺血坏死中晚期改变,不仅股骨头形态异常,股骨头密度还有不均匀增高特点,而 DDH 股骨头除了关节面退变所致异常外,股骨头形态异常是顺应髋臼浅平所致,股骨头无塌陷、碎裂等异常,是两者鉴别的要点。

6．脊柱布氏杆菌感染

■ 病史

63 岁，男性。下腰痛数月，无发热。治疗 1 个月后复查，下腰痛症状好转。

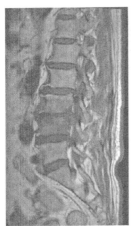 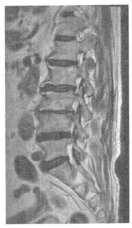 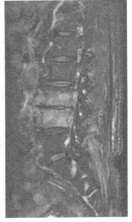 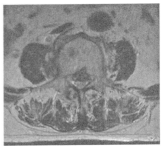

2017 - 9 - 12 平扫

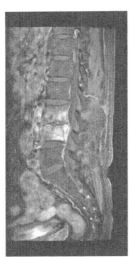 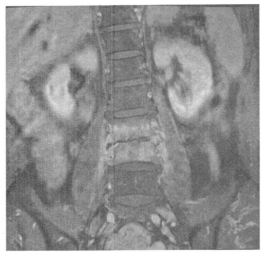 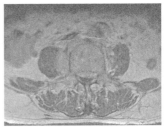

2017 - 9 - 12 增强

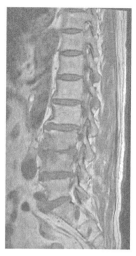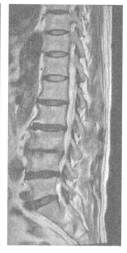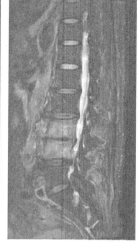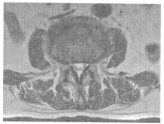

2017-10-23 平扫

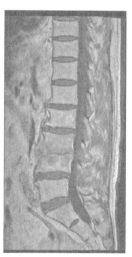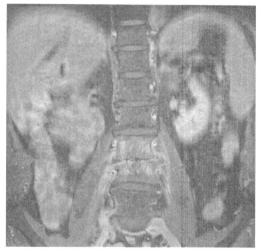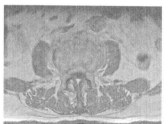

2017-10-23 增强

■ 影像学表现

2017 年 9 月 MR 平扫加增强扫描显示 L3—L4 椎间盘和椎体信号异常改变，呈长 T1 长 T2 特点，椎间盘稍有信号异常，同时见椎旁软组织肿块形成，增强扫描后椎体、椎旁软组织肿块有强化改变。2017 年 10 月 MR 平扫加增强检查显示病灶范围有缩小，软组织肿块影基本消失。

■ 影像学诊断

L3—L4 布氏杆菌感染，治疗后有好转。

■ **诊断要点**

1. 布氏杆菌感染为人畜共患传染病。患者常有长期的羊群宰杀史、羊群接触史或者饮用非消毒的乳制品。容易感染脊柱。临床布鲁菌凝集试验为强阳性,出现波状热,并出现腰痛（较结核症状明显）。

2. 影像学特点:椎体边缘型骨质破坏最常见,多侵犯 1—2 个椎体边缘,范围局限,无椎体压缩改变。椎体增生硬化更明显。椎间盘受累轻微,较晚,相邻的椎间隙狭窄,椎间盘破坏,小脓肿。椎旁软组织形成小脓肿,不超过椎体高度,很少有腰大肌脓肿,无脓肿流注征象。

■ **鉴别诊断**

1. 化脓性脊柱炎:明显骨破坏、骨增生,椎间盘早期受累严重。
2. 结核性脊柱炎:椎体增生不明显,椎间盘受累明显,椎旁脓肿范围较广。

7. 青少年特发性关节炎

■ 病史

11 岁, 男性。左髋痛, 活动受限。

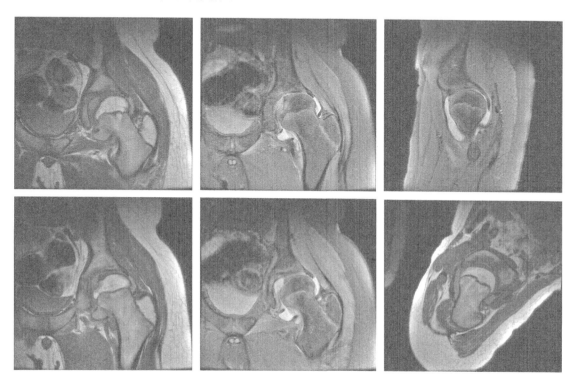

■ 影像学表现

左侧单髋 MR 检查显示左髋关节滑膜增生明显, 关节腔积液。髋臼盂唇和股骨头骨骺未见异常。

■ 影像学诊断

左髋青少年特发性关节炎(juvenile idiopathic arthritis, JIA)。

■ 诊断要点

1. 青少年特发性关节炎多在 16 岁之前发病, 表现为多种形式的关节炎。持续时间超过 6 周, 无明确原因。是儿童最常见的风湿性疾病, 发生率为每十万人群中 16—150 个。

2. 国际风湿学会联盟将青少年特发性关节炎分为多种类型：包括对称性关节炎型，寡关节炎型，多发关节炎型（类风湿因子阴性），多发关节炎型（类风湿因子阳性），合并牛皮癣型，关节炎合并附着点炎，无法归类。

3. 影像学特点：平片无特异性，关节囊肿胀，关节渗出，骨质疏松。可发现并发症：骨骼过度生长；生长障碍，骨骺提前闭合；肢体长度不等。MR 是最佳手段，显示滑膜炎症、软骨损伤、髋软骨异常。出现骨髓水肿常预示后期骨侵蚀出现。

■ 鉴别诊断

其他类型的关节炎：包括化脓性关节炎、结核性关节炎等，这些容易导致关节面的骨质破坏，且发生部位有特征性。

8. 米粒体滑囊炎

■ 病史

26 岁，男性。右肩疼痛、肿胀数周。

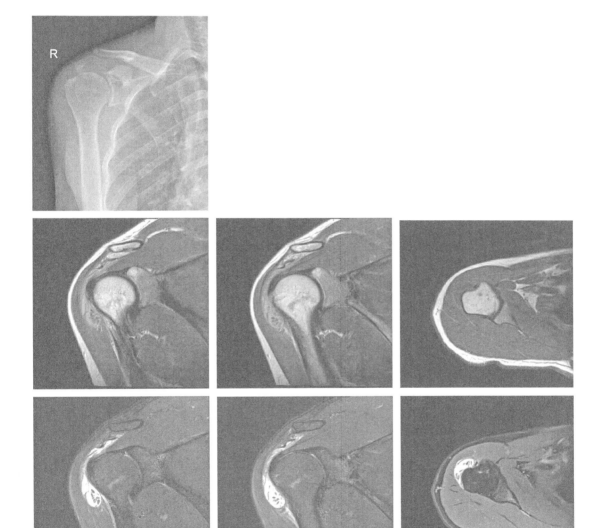

■ 影像学表现

右肩平片未见明显异常。右肩 MR 检查显示右肩峰下滑囊积液，囊内见多发散在点状、米粒样低信号病灶。

影像学诊断

右肩峰下滑囊米粒体滑囊炎。

诊断要点

1. 米粒体于 1895 年由 Riese 在关节结核中首次描述。随后的病例报道中发现米粒体结构可见于以下疾病:类风湿性关节炎,结核性关节炎,脊柱关节病,骨性关节炎和青少年特发性关节炎。据文献报道,72%的类风湿关节炎患者中病理显微镜下观察可见微小米粒体结构(0.5 mm)。近年来病例报道认为米粒体的出现往往提示类风湿关节炎早期,在血清学检测阴性的患者中如果出现米粒体结构,在 1—2 年的随访过程中血清学往往转阳。

2. 米粒体病理:米粒体(rice bodies)为透明、打磨过的光滑大米样外观,通常直径大小为 2—7 mm,组织学证实米粒体中心为嗜酸性无定形组织(纤维蛋白),外围为胶原及纤维组织组成。米粒体病理生理:一些学者认为米粒体来源于关节内滑膜组织炎症和缺血后发生的微梗塞,这些滑膜小梗死灶脱落以后,由滑液中的纤维蛋白包裹而成。

3. 影像学特点:X 线片阴性。MR 有特征性改变,米粒体 T1WI 与肌肉信号相近或稍低;T2WI 信号呈稍低信号;填充与滑囊积液中,呈"铺路石""虫卵"样。合并滑膜囊积液,滑囊囊壁增厚。

鉴别诊断

其他滑膜炎:如滑膜骨软骨瘤病,形成的游离体较小,呈石榴籽样特点,有软骨和骨性成分的信号。与后期其他关节炎无关,不会导致类风湿关节炎的出现。

9. 血友病后假性骨肿瘤改变

病史

　　32岁，男性。患者行走受限5余年，左下肢小腿内侧触及肿块，近半年逐渐增大伴压痛。无咳嗽咳痰，无畏寒发热，无恶心呕吐，食纳睡眠可。

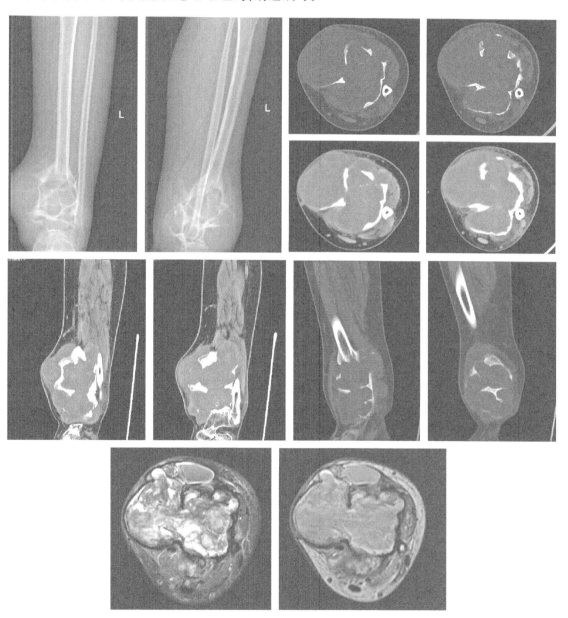

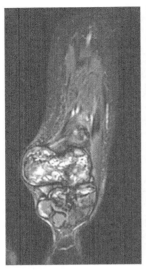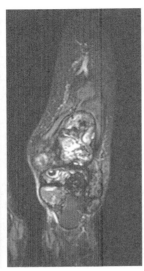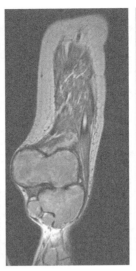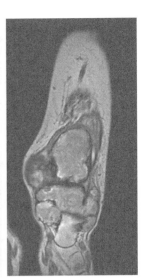

■ 影像学表现

　　左小腿中远段平片正侧位显示胫骨远端关节面下方骨膨胀性破坏,边界清晰,内有较多纤细骨性分隔,病灶部分突入软组织内。CT检查显示呈气球样骨破坏,部分突入软组织内,形成肿块但边界清晰,无骨膜反应。MR显示骨破坏去内信号较高,混杂改变,部分散在更低信号影,未见明确液-液平面。

■ 影像学诊断

　　左胫骨远端骨破坏,符合血友病后假性骨肿瘤改变(hemophilia pseudotumor)。

■ 病理诊断

　　1. 病史:患者有A型血友病史。

　　2. 手术后病理:(胫骨下段病损)送检镜下示囊壁样组织,囊腔内可见出血,部分血肿形成,囊壁纤维结缔组织及小血管增生,含铁血黄素沉积,有组织细胞反应及少许炎细胞浸润;局灶可见少量骨组织残存及新生编织骨形成;结合临床血友病病史及影像学改变,符合血友病后假性肿瘤改变。

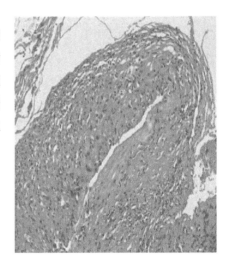

诊断要点

1. 血友病是一种遗传学出血性疾病,按缺乏凝血因子的不同可分为 A、B、C 三个类型。血友病 A、B 型为 X 染色体隐性遗传,仅见于男性;C 型为常染色显性遗传。A 型最为多见,是缺乏凝血因子Ⅷ所致。A 型与 B 型患者有明显的骨关节出血倾向;而 C 型很少累及骨与关节。

2. 血友病性假性肿瘤,又称血友病假性囊肿、血友病性血囊肿,是血友病较为罕见的一种并发症,属于血友病性骨关节病的一种,发生率仅占血友病的 1%—2%。血友病假性肿瘤是在血友病基础上,无明显诱因或轻微外伤而引起的,常易误诊为骨肿瘤或肿瘤样病变。是因为骨内或软骨下反复出血,引起骨质吸收或囊变形成肿块。或因骨皮质或髓腔内连续性出血,骨内压力增高造成骨质破坏吸收,形成肿瘤样改变。

3. 影像学特点:好发部位包括股骨、胫骨、髂骨、颅骨、跟骨、骶骨、尺桡骨。平片显示多发、大小不一、境界清晰,骨质多发扩张变薄或吸收破坏,有"肥皂泡"样改变;病灶可累及长骨骨骺、干骺端及骨干。CT 表现为厚壁包裹的软组织肿块密度,骨质有吸收变薄、膨胀受压甚至破坏改变,残余骨峰"假骨膜反应"。急性出血期内部密度可较低。CT 上有时很难鉴别病灶与周围肌肉软组织分界;边缘骨质可出现增生硬化。MR 显示肿块内大部分为反复出血、亚急性/慢性出血,各序列病灶信号多表现为混杂信号。

鉴别诊断

骨肿瘤,尤其是膨胀性骨肿瘤,如骨巨细胞瘤、动脉瘤样骨囊肿等。病史非常重要,患者有血友病病史,容易导致骨内出血。病灶内部信号有特征性,有反复出血的特点,有新鲜或者亚急性、慢性出血的混杂信号改变。

10．骨脓肿

■ 病史

31 岁,男性。主诉:左小腿下段疼痛肿胀 1 个月余。1 个月前患肢自感左小腿中下段疼痛,活动后加重。夜间休息时疼痛明显,否认有发热。近来小腿肿胀明显,疼痛逐渐加重。

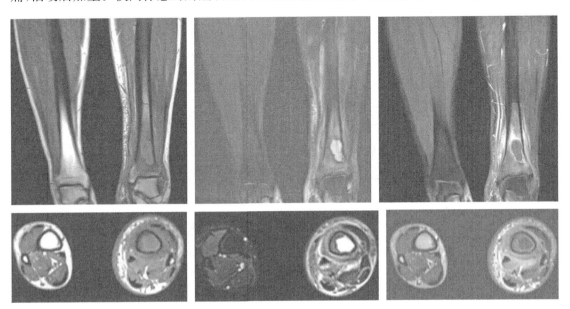

■ 影像学表现

MR 平扫加增强扫描显示左侧胫骨骨干远端髓内异常信号影,呈长 T1 明显长 T2 改变,增强扫描后病灶有环形强化特点。病灶周围骨髓有明显水肿改变。周围软组织有水肿改变。

■ 影像学诊断

左侧胫骨远端骨脓肿。

■ 病理诊断

1. 手术:取小腿下段前外侧纵行切口,长约 10 cm,逐层切开,见深筋膜深层组织水肿明显,牵开肌腱,暴露胫骨远段,见大量骨膜增生,按照影像资料提示,于胫骨下段开窗,大小约 3 cm×1 cm,打开后见髓腔内充满乳白色脓液、坏死组织及少量死骨,并见明显分隔形成,确认为慢性骨髓炎,遂吸尽脓液,彻底刮除坏死组织及死骨,病变组织送病理检查。灭菌水、稀碘伏、双氧水及生理盐水反复冲洗,硬钻疏通髓腔,髓内骨腔置入 2 根引流管作冲洗引流,清点器械敷料无误,逐层稀松缝合。切口外置 VSD 敷料作负压吸引。

2. 病理诊断:(左胫骨远端)碎骨组织示局部骨小梁腔内胶原纤维增生,伴多量急慢性炎细胞浸润及组织细胞反应,结合临床及影像学,符合骨髓炎诊断。

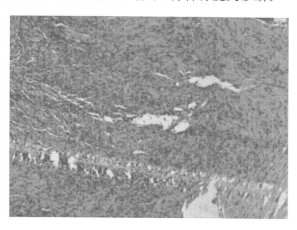

■ 诊断要点

1. 慢性化脓性骨髓炎感染途径:血源性传播最常见。存在感染源导致邻近感染灶,如皮肤、窦腔、牙源性感染;直接种植感染,如针灸处或者穿透性损伤;术后感染因术区直接感染或者血源性传播。感染部位:新生儿多部位;青年人长管状骨;成年人中轴骨多见。

2. 慢性化脓性感染常常是治疗前症状超过 1 个月,或者手术或创伤后至少 1 个月出现骨感染;既往骨髓炎非彻底治疗所致。

3. 影像学特点:斑片状骨破坏,因骨小梁破坏所致。可见高密度死骨、窦道、骨硬化。死骨特点:平片/CT 显示骨内高密度影;MR 所有序列显示无强化低信号。骨破坏单发或多发,长管状骨多见。平片/CT:长管状骨干骺端长条状骨缺损,周围骨硬化和骨皮质骨膜反应。MR:"Target"病灶伴 4 层典型结构:中央脓腔(T1 低信号,T2 高信号);内层肉眼组织(T1 等信号,T2 高信号,有强化);外层纤维性反应层(T1,T2 均呈低信号);外周骨膜反应(T1 低信号)。

■ 鉴别诊断

骨样骨瘤:两者有时会混淆,尤其都发生于骨皮质内时,需要进行鉴别诊断。骨样骨瘤特点是发生于长管状骨的骨皮质内。两者均表现骨破坏周围有增生硬化,骨样骨瘤更明显,范围更广,合并更明显的骨膜反应和骨髓水肿。骨样骨瘤中心瘤巢光滑规则,位于骨破坏中央区。而骨脓肿中央的死骨不规则,可能是长条状改变,且分布呈偏心特点。

第六章
先天性及其他病变

1. 髓核游离

■ 病史

44岁,男性。因为下腰痛来医院就诊。

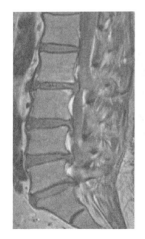
T1WI 矢状位

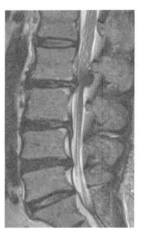
T2WI 矢状位

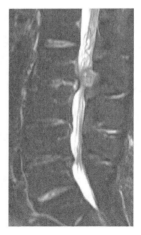
T2WIFS 矢状位

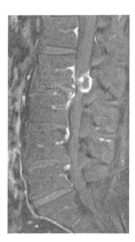
T1WI 矢状位增强

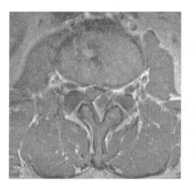
增强 T1WI 轴位

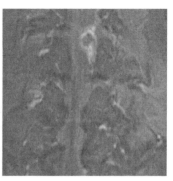
增强 T1WI 冠状位

■ 影像学表现

L2—L3 平面椎管内偏后方结节样病灶,呈长 T1 短 T2 信号特点,压脂 T1WI 显示病灶信号不高。增强扫描后病灶本体没有强化,病灶外周见环形强化特点。病灶位于髓外,局部有脊髓马尾受压推向右前方特点。

■ 影像学诊断

椎管占位,考虑游离髓核。

■ 病理诊断

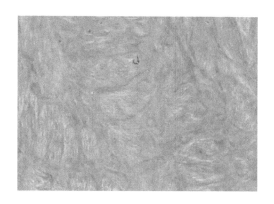

(椎管、椎间盘)两个蜡块均示增生的细胞 S100(一),CD34(＋),结合 HE 切片,本例符合退变的髓核组织,伴慢性炎细胞浸润、纤维母细胞增生。

■ 诊断要点

1. 髓核游离是由于脱出椎间盘出现分离,可向上或者向下发生迁移。

2. 常常位于邻近椎间盘附近。沿后纵韧带前方,但有时可突破后纵韧带,此时游离髓核活动范围较大,可上下方向移位,甚至移位至椎管后方。位于硬膜外,椎旁。

3. 影像学特点:病灶大小判断,观察邻近椎间盘大小,有时活动范围增加后需注意观察其他椎间盘大小。可发现原椎间盘所在区域变小。病灶信号改变与退变椎间盘相似,呈典型低信号特点,不论在 T1WI 还是 T2WI 序列。增强特点呈环形强化或者无强化,游离髓核本身不强化,外周强化原因是局部无菌性炎症所致。炎症静止期病灶则表现为无外周强化改变。

■ 鉴别诊断

椎管内占位性病变,鉴别诊断要点有 3 点。① 病灶信号不同。椎管占位病灶肿瘤或者囊肿,T2WI 均呈高信号特点,而退变髓核呈低信号改变;② 病灶强化不同。囊肿病灶内部和外周均无强化,椎管内神经源性肿瘤或者脊膜瘤等有明显的强化。游离髓核无强化或者外周环形强化;③ 部位不同。椎管内占位有特定发生部位,而游离髓核基本上位于相邻椎间盘位置,同时可见原母体椎间盘明显变小。

2. 先天性二分髌骨

病史

12 岁，男性。体校篮球运动员，因膝关节疼痛来医院就诊。

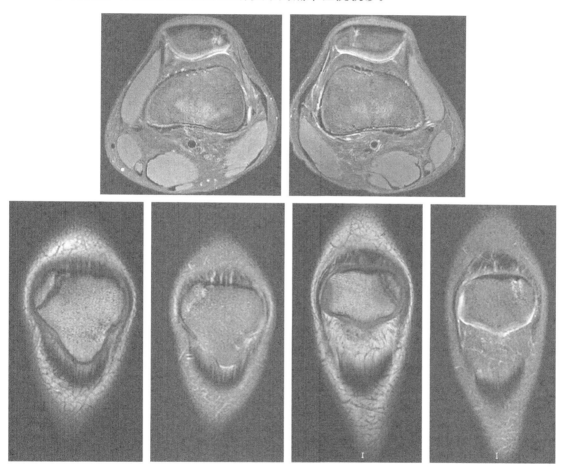

影像学表现

　　双膝 MR 轴位和冠状位 T1WI 及 T2WI FS 显示双膝髌骨外侧游离骨片影，呈对称性分布。骨片段位于髌骨外上方，与髌骨形成类似假关节改变。覆盖表面的髌软骨未见明确异常。软骨保持正常连续性。

影像学诊断

　　双膝先天性二分髌骨。

■ 诊断要点

1. 二分髌骨是髌骨最常见的先天发育异常,发生率为 1%,是二次骨化中心未愈合所致。常累及上外侧,并两侧同时受累,年轻运动员常有膝痛。

2. 核素扫描局部偶尔可见同位素有摄取,但无法鉴别无症状和有症状的二分髌骨。

3. MR 显示分离的骨化中心位于典型部位,即髌骨的上外侧,冠状位和轴位显示清晰,可见局部髌软骨完整。约 50% 可见膝痛,该部分患者可见髌骨局部骨髓水肿。

■ 鉴别诊断

髌骨撕脱骨折:髌骨撕脱骨折位于髌骨上极或者下极多见。髌骨外侧面撕脱骨折常常与髌股关节不稳或者功能紊乱有关,此时髌软骨常同时合并损伤改变。

3．先天性髌骨背侧缺损

病史

19岁，男性。双膝前隐痛不适数月。

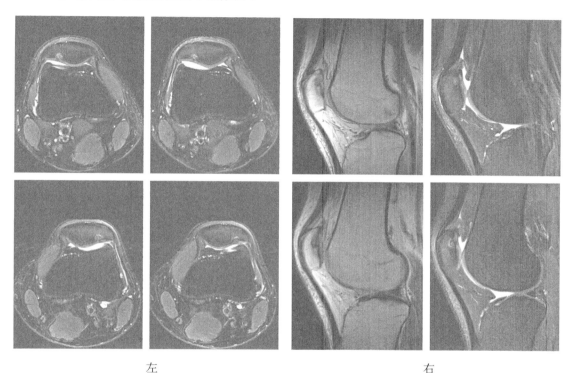

左　　　　　　　　　　　　　右

影像学表现

双膝对称性髌骨上外侧局部骨质缺损，边界清晰。相应部位髌软骨未见明确异常，髌骨骨髓未见异常改变。

影像学诊断

双侧先天性髌骨背侧缺损（dorsal defect of the patella，DDP）。

诊断要点

1. DDP为良性病变。可以两侧出现，无性别差异，常偶然发现。

2. 原因不明，为先天性病变，可能与多分髌骨相关，也可能与股四头肌腱功能减退和髌骨松弛有关。

3. 有特征性影像学表现：平片/CT 显示缺损为圆形和囊性，边界清楚，有硬化，局限于外上方软骨下骨。MR 特征为有软骨覆盖的软骨下骨缺如，位于髌骨外上部。

■ 鉴别诊断

剥脱性骨软骨炎：髌骨剥脱性骨软骨炎罕见，股骨髁可见。鉴别关键点是局部髌软骨的完整性。如果是剥脱性骨软骨炎，局部软骨不完整。

4．内侧盘状半月板

■ 病史

55岁，女性。左膝内侧痛。

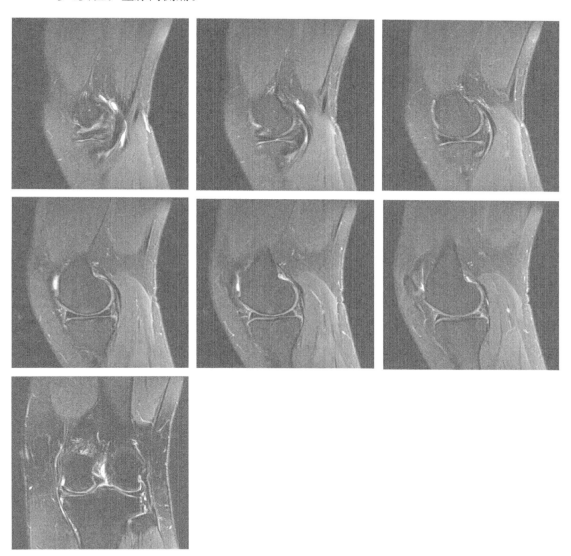

■ 影像学表现

左膝关节 MR 显示左膝内侧半月板增厚，矢状位连续 6 个层面可见前后角相连，领带结征多次出现。冠状位显示内侧半月板高度明显高于外侧半月板，超过 2 mm。同时见内侧半月板后角内信号增高改变,与关节面相连。

■ 影像学诊断

左膝内侧盘状半月板伴后角撕裂。

■ 诊断要点

1. 所谓盘状半月板,是指其宽度和高度的异常增大。外侧盘状半月板发生率为 1.5%—15.5%。内侧罕见,但也可以存在,发生率为 0.1%—0.3%。

2. 青少年多见,但如果没症状,也可因成年发病而诊断,盘状半月板的出现增加了半月板退变和撕裂的发生率。

3. 内外侧盘状半月板诊断标准相同。一个是指半月板宽度的增加:冠状位体中部半月板宽度超过正常(10—11 mm),冠状位半月板体部横径大于 15 mm,延伸至髁间窝。矢状位显示半月板连续 3 层或以上前后角相连(4—5 mm 层厚),正常仅 2 层显示半月板体部。另外一个是指半月板厚度增加:表现为冠状位病变侧半月板厚度超过正常侧厚度 2 mm 及以上。

■ 鉴别诊断

正常半月板与不全型盘状半月板有时鉴别困难,由于不全型半月板并不延伸至髁间窝,矢状位也看不到半月板连续 3 层或以上相连,这个时候观察冠状位半月板的厚度非常重要,超过对侧 2 mm 以上是诊断标准。内侧盘状半月板常常会被忽略,根据半月板增厚诊断标准,需要引起关注。

5. 附属骶髂关节

病史

52 岁,女性。腰痛半年,久坐后加重。

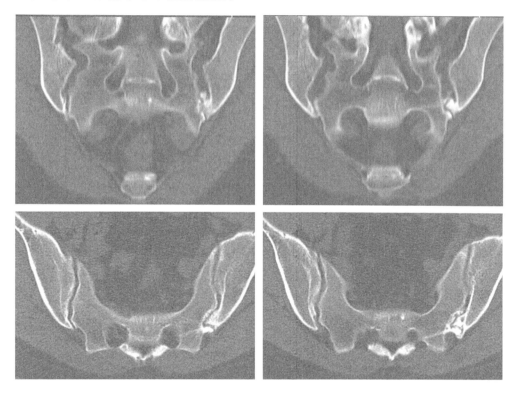

影像学表现

骨盆 CT 检查显示左侧骶髂关节偏后方增生硬化,形成假性关节。两侧不对称。假关节间隙变窄,骨赘形成。

影像学诊断

左侧附属骶髂关节伴退变。

诊断要点

1. 骶髂关节解剖:由两部分构成,下 2/3 为关节软骨,但只有小部分有真正的关节滑膜覆盖的关节囊,软骨在髂骨侧很薄。所以骶髂关节炎时髂骨软骨下骨异常较骶骨侧更清晰。

上 1/3 为韧带联合,稳定结构主要是骨间韧带:前/后骶髂及骶髂间韧带、腰骶韧带、骶棘韧带和骶结节韧带。另外臀大肌、梨状肌、股二头肌等一起稳定骶髂关节。

2. 附属骶髂关节发生率低于 19%。常位于上 1/3 韧带联合处,是韧带的局部骨化导致。所以常见第 1、第 2 骶孔平面形成的假关节,这种假关节会出现退变、增生硬化,导致临床上出现骨盆疼痛或者臀部疼痛特点。

■ 鉴别诊断

1. 骶髂关节退变:发生部位在下 2/3。两侧对称性关节面增生硬化、间隙变窄。老年人多见。

2. 骶髂关节炎:两者因为有骨髓水肿会出现混淆,发生部位非常重要。前下 2/3 是骶髂关节炎好发部位,冠状位有助于观察病灶分布部位,进行鉴别诊断。

6. 肩峰小骨

■ 病史

65 岁，女性。左肩疼痛，右肩曾行关节镜手术，发现肩峰小骨(os acromiale)。

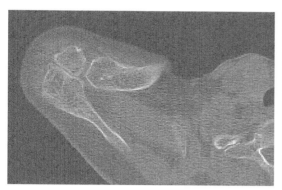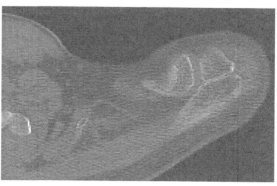

右侧　　　　　　　　　　　　　左侧

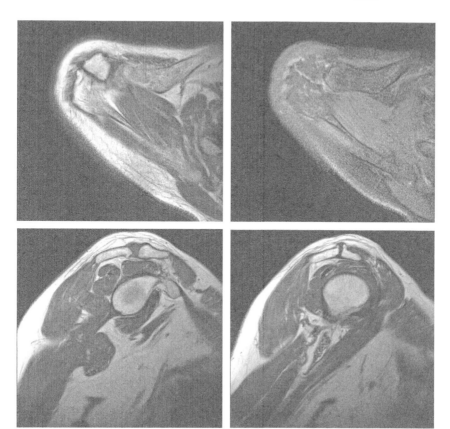

■ 影像学表现

肩关节 CT 扫描见两侧肩峰远端游离骨片影,骨片有自身皮质骨包绕,肩峰末端亦见完整的皮质骨包绕。游离骨片与肩峰远端间形成假关节,少许骨质增生改变。MR 检查显示游离骨片段与肩峰远端间形成增生硬化改变,局部骨赘形成。骨结构未见明确骨髓水肿。

■ 影像学诊断

两侧肩峰小骨,形成假关节,同时伴假关节退变。

■ 诊断要点

1. 肩峰小骨流行病学:相对常见,发生率达 8%(1%—15%),60% 可见于双侧。肩峰二次骨化中心正常在 25 岁时消失。肩峰小骨仅代表骨化中心没有愈合,导致活动性增加、撞击综合征的概率增高,肩袖撕裂,肩锁关节退变。

2. 影像学特点:平片上未融合的肩峰骨化中心在腋窝位显示清晰。MR 上比较容易发现,不要误认为是正常肩锁关节。

3. 正常肩峰的发育:肩峰有 3 块骨化中心:近端,中部和远端。骨化中心增大,远端和中部先融合,然后近端与肩峰本体融合。远端与中部融合骨没有与肩峰本体融合则形成肩峰小骨。

■ 鉴别诊断

1. 与正常肩锁关节相鉴别,不同扫描层面和重建可以仔细观察是否游离骨片影。

2. 与肩峰远端撕脱骨折相鉴别,骨折与二次骨化中心的鉴别在于是否有完整骨皮质包绕。

7. 先天性股骨头骨骺滑脱

■ 病史

19岁,男性。3个月前无明显诱因下出现右髋关节疼痛。后常感右髋间断性疼痛,长时间行走后加重,卧床休息后稍缓解,未予以重视。近来感右髋疼痛加重,不缓解,伴活动受限,跛行。

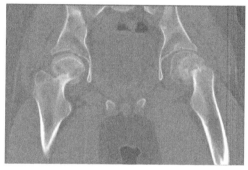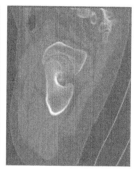

左髋

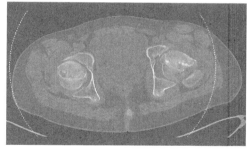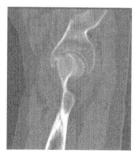

右髋

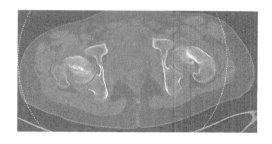

■ 影像学表现

双髋关节CT冠状位、矢状位重建和轴位图像显示两侧股骨头骨骺向后方移位改变。

髋臼关节面和股骨头关节面未见异常。

■ 影像学诊断

双侧股骨头先天性骨骺滑脱(slipped capital femoral epiphysis)。

■ 诊断要点

1. 股骨头骨骺滑脱为儿童先天性病变,股骨头骨骺向后下方移位。疾病相关因素包括肥胖、外伤、内分泌异常。表现为生长板垂直,股骨颈后倾。临床特点是大腿、膝关节或者下肢痛,运动受限,尤其是内旋和外展受限。

2. 根据症状持续时间和滑动程度分为:急性滑脱,指症状时间少于3周,无慢性影像学改变;慢性滑脱,指症状至少持续3周或更长,有慢性影像学改变(股骨颈上部骨吸收,股骨颈下部新骨形成);以及慢性急性发作。滑脱根据程度不同分为轻度、中度和重度。

3. 影像学特点:CT/MR显示股骨头骨骺向后向下滑脱,轴位和矢状位观察最佳。股骨颈向后倾斜,骨骺生长板增宽。可伴有股骨头骨骺缺血坏死,发生率为15%。

■ 鉴别诊断

儿童其他髋关节病变:如股骨头骨骺缺血坏死,表现为股骨头骨骺变形、变扁,信号及密度的异常。可合并股骨颈增粗、囊变的特点,此时提示病变较重,很难自限性修复。

8．移行椎

■ 病史

28 岁，女性。下腰痛数月。

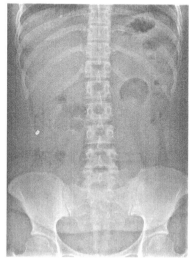
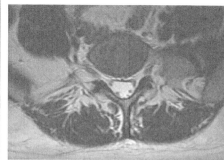
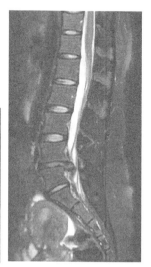

■ 影像学表现

全腹部平片显示 L5 左侧横突肥大，且与骶骨形成假关节，假性关节面增生硬化。MR 显示 L5 左侧横突肥大。L4—L5 椎间盘信号减低，椎间盘高度减低，椎间盘向后脱出改变。

■ 影像学诊断

1. 腰骶移行椎（lumbosacral transitional vertebrae，LSTV）。ⅡA 型。
2. 上位椎间盘退变、脱出。

■ 诊断要点

1. 腰骶移行椎包括腰椎骶化和骶椎腰化。腰椎骶化：L5 外型类似骶椎形态，并构成骶骨块的一部分。主要表现为末节腰椎的一侧或两侧横突增大、与骶骨形成假关节或骨性融合。骶椎腰化：S1 变成腰椎样形态，即第 1 骶骨从筋骨块中游离出来形成第 6 腰椎。腰骶移行椎是脊柱发生过程中一种十分常见的分节异常，在正常人群中占 4%—30%。

2. LSTV Castellvi 诊断分型分为 4 型。Ⅰ型指单侧或者双侧横突肥大；Ⅱ型指一侧或双侧横突肥大，且与骶骨形成假关节；Ⅲ型指一侧或双侧横突与骶骨形成骨性融合；Ⅳ型指一侧形成假关节,另外一侧形成骨性融合。

3. 腰骶移行椎会引起生物力学改变,从而对椎间盘产生影响。研究表明 LSTV 对移行椎体椎间盘有保护作用,使得上位椎间盘(即邻近移行层面上方的椎间盘)易发生更早、更重的退变。是年轻人下腰痛的原因之一。

■ 鉴别诊断

其他原因导致的下腰痛。下腰痛原因非常复杂,可能是退变所致的椎间盘改变,也可能是椎间盘纤维环断裂、急性期许莫结节、椎体终板的退变水肿等,而年轻人下腰痛首先需要排除移行椎导致的椎间盘过早出现退变、突出。

9. 外侧盘状半月板

病史

22岁,女性。右膝外侧不适。

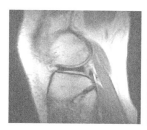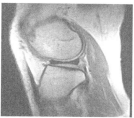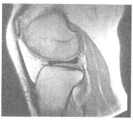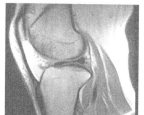

影像学表现

右膝 MR T1WI 显示外侧半月板体部增厚。连续4层见半月板体部相连,即领带结征连续4层可见。半月板信号未见异常。

影像学诊断

右膝外侧盘状半月板。

诊断要点

1. 正常半月板形态:内侧半月板呈 C 形,后角更大、更宽,相对髁间窝更开放。外侧半月板呈 O 形,更小、更靠近。因此,内侧半月板后角大于前角。而外侧半月板前角和后角大小相仿。

2. 盘状半月板是体部过于增厚,诊断标准包括宽度和厚度增加。宽度增加测量:冠状位体中部半月板宽度超过正常(10—11 mm),冠状位半月板体部宽度大于15 mm,延伸至髁间窝;或者矢状位显示半月板连续3层或以上前后角相连(4—5 mm 层厚),正常仅2层显示半月板体部。厚度增加测量:冠状位病侧半月板高度超过正常侧2 mm 及以上。

3. 盘状半月板分型:Watanabe(渡边)分型包括不完全型(A)、完全型(B),以及根据半月板延伸程度及后外侧半月板胫骨韧带完整,Wrisberg-ligament 型(C):形态正常,没有后方关节囊附着,没有后方半月板胫骨韧带。在后方半月板和关节囊之间出现 T2 高信号,仅见外侧,C 型仅仅关节镜下可见。不完全型容易漏诊,诊断关键点是冠状位观察半月板的厚度。根据半月板形态又分为:双凹型、厚板型、楔型和不对称前后角型。其中双凹型和厚板型多见。

4. 盘状半月板容易合并损伤，常常见到半月板退变和撕裂的改变。但并不是每个病例都有，就像本例半月板信号无异常。

■ 鉴别诊断

1. 与正常半月板相鉴别，尤其是不完全型。很容易因为矢状位领带结征只有 2 层左右误诊为正常半月板，此时冠状位厚度的观察非常重要。

2. 与桶柄样撕裂相鉴别，这个在桶柄样撕裂中已有介绍，请参考桶柄样撕裂案例。